AF319962

ÉTUDE

SUR LES

MALADIES DU CŒUR

DU ROLE COMPARÉ
DES LÉSIONS ORIQUES OU VALVULAIRES
ET DES TROUBLES FONCTIONNELS
DANS LES AFFECTIONS CARDIAQUES

> C'est dans les conditions vitales et anatomiques de la fibre musculaire que se trouve la clef de la pathologie cardiaque.
>
> (Stokes (W). The diseases of the Heart and the Aorta, Dublin, 1854; traduct. de Sénac, Paris, 1874.

PAR

Joachim BREVET,

Docteur en médecine de la Faculté de Paris
Ancien externe des hôpitaux.

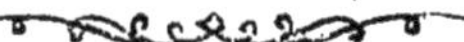

V. A. DELAHAYE ET Cie, LIBRAIRES-ÉDITEURS

Place de l'École-de-Médecine.

1877

ÉTUDE

SUR LES

MALADIES DU CŒUR

DU RÔLE COMPARÉ

DES LÉSIONS ORIQUES OU VALVULAIRES

ET DES TROUBLES FONCTIONNELS

DANS LES AFFECTIONS CARDIAQUES

> C'est dans les conditions vitales et anatomiques de la fibre musculaire que se trouve la clef de la pathologie cardiaque.
>
> (Stokes (W). The diseases of the Heart and the Aorta, Dublin, 1854; traduct. de Sénac, Paris, 1874.

PAR

Joachim BREVET,

Docteur en médecine de la Faculté de Paris.
Ancien externe des hôpitaux.

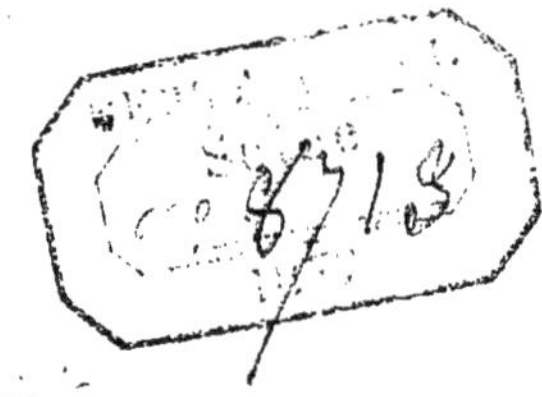

V. A. DELAHAYE ET Cⁱᵉ, LIBRAIRES-ÉDITEURS

Place de l'École-de-Médecine.

—

1877

ÉTUDE

SUR QUELQUES POINTS

DES

MALADIES DU COEUR

INTRODUCTION

Dans l'étude des phénomènes complexes qui appartiennent aux maladies du cœur, on peut, pour l'organe cardiaque lui-même, envisager deux facteurs principaux :

1° Les lésions des orifices et des valvules ;

2° Les troubles de la contractilité.

Au point de vue pratique il est d'une importance capitale de bien établir, dans chaque cas particulier, *le rôle* de chacun de ses éléments ; les indications thérapeutiques relèvent de cette appréciation.

Les lésions des orifices et des valvules ont été pendant longtemps, et sont souvent encore, le principal objectif du diagnostic ; et on s'est appliqué à spécialiser les maladies du cœur sous les noms d'insuffisance aortique de retrécissement mitral, etc.... Sans doute la détermination de la lésion des orifices ou des valvules a une grande valeur que nous nous garderions d'amoindrir ; à chaque espèce de lésion appartient une sorte de complexus symptomatique, une marche et un pronostic différents ; en sorte qu'on peut, d'une manière générale, constituer des types très-exacts et très-réels en prenant cette lésion pour point de départ.

Mais ce qu'il importe surtout de bien connaître, c'est le fonctionnement du cœur : si ce fonctionnement est bon, en dépit de l'existence d'une insuffisance ou d'un rétrécissement il n'y a pas *maladie* du cœur, il y a simplement une lésion anatomique sur laquelle on est impuissant ; si le fonctionnement est mauvais, cela peut tenir en partie au trouble mécanique produit par la lésion ; mais cela dépend principalement du désordre de la contractilité ; et, d'autre part, ce désordre est le principal élément sur lequel le médecin puisse agir ; c'est celui sur lequel repose presque toute la thérapeutique des maladies du cœur.

Notre objet, dans cette étude, est d'établir quelques propositions :

1° Les lésions des orifices et des valvules peuvent exister sans qu'il y ait désordre dans le fonctionnement du cœur. Dans ce cas il y a *lésion* du cœur, il n'y a pas *maladie* ; le rôle du médecin doit se borner à maintenir le plus possible l'intégrité du fonctionnement cardiaque (bonne hygiène, pas de médicaments).

2° Les lésions des orifices et des valvules sont souvent accompagnées de désordres dans la contractilité cardiaque ; il est alors indispensable de faire le départ entre ce qui appartient à la lésion organique et ce qui relève du trouble du muscle. (A la lésion appartiennent quelques troubles mécaniques dont un cœur vigoureux pourrait quelquefois triompher ; au trouble du muscle appartiennent surtout les stases sanguines, les palpitations, les syncopes, etc., contre lesquelles on peut principalement lutter en relevan ou ramenant aux conditions physiologiques le muscle cardiaque désordonné ou affaibli.)

3° Il existe des désordres de la contractilité cardiaque

sans lésions d'orifices ou de valvules, ou avec des lésions insignifiantes. C'est ici la maladie au summum, la lésion au minimum. — Si le muscle cardiaque est simplement surmené, un traitement bien ordonné guérit vite et complétement ; si le cœur est usé et profondément altéré dans sa musculature ou son innervation, on est ordinairement impuissant.

Les trois propositions que nous venons d'émettre et que nous allons tâcher d'établir, demanderaient, pour être entièrement développées, une revue détaillée de toute la pathologie cardiaque ; car il n'est pas un chapitre de cette branche si importante de la science médicale où l'on ne puisse recueillir des faits pour leur servir d'appui.

C'est ainsi que les conditions étiologiques au milieu desquelles prennent naissance et se développent les affections du centre circulatoire, la marche de ses maladies, leur physionomie symptomatique, l'issue qu'on peut leur marquer, sont pour l'observateur une mine féconde d'où il peut tirer des matériaux pour établir l'exactitude des trois variétés cliniques que nous venons de signaler. Il n'est pas jusqu'au traitement institué qui ne vienne, lui aussi, compléter le faisceau déjà fourni par les autres éléments de diagnostic et apporter *a posteriori* un dernier et victorieux argument en faveur de cette division. *Naturam morborum curationes ostendunt.*

Le temps et la nature de ce travail ne nous permettant pas de donner au sujet que nous abordons tous les développements dont il est susceptible, nous nous bornerons à l'interprétation des principaux faits qui servent de base à la pathologie du cœur.

Nous apportons quelques observations inédites destinées à mettre en évidence la réalité des trois types cliniques sous lesquels nous groupons les nombreuses variétés reconnues jusqu'ici.

Nous savons que ce sujet fouillé par de plus habiles et de plus autorisés que nous, ne prête guère à des aperçus bien originaux; cependant le point de vue auquel nous nous sommes placé pour envisager les lésions organiques et les troubles fonctionnels du cœur; les conséquences qu'on peut en tirer pour le traitement rationnel de ces affections, ne sont pas encore, croyons-nous, monnaie courante. Les derniers travaux publiés ou en cours de publication dans les différents recueils périodiques en sont la preuve.

Nous prions M. Fernet, qui a été l'inspirateur et le guide de notre travail, de recevoir ici l'expression de notre profonde reconnaissance.

Si nous avons osé aborder ce sujet, s'il s'y rencontre quelques vues nouvelles, c'est à lui qu'en revient tout le mérite. Puissions-nous avoir donné à sa pensée sa véritable expression.

Nous devons également remercier M. le docteur Oulmont, membre de l'Académie de médecine, médecin de l'Hôtel-Dieu, qui a été notre premier maître dans les hôpitaux de Paris. Sa connaissance approfondie de la thérapeutique et les applications que nous lui en avons vu faire, nous serviront toujours de guide dans notre pratique.

Notre interne et ami M. Barth a bien voulu se mettre à notre disposition pour compléter les observations inédites que nous publions. Qu'il veuille bien accepter ici l'expression de notre amicale gratitude.

CHAPITRE PREMIER.

Les lésions anatomiques qui ont pour résultat d'ame
ner le rétrécissement ou l'insuffisance des orifices ou
de leurs valvules, reconnaissent toujours pour point de
départ une des formes de l'endocardite aiguë ou chronique.

Il arrive même assez souvent que les différentes espèces
d'endocardites scléreuse végétante et ulcéreuse unissent
leur action et se combinent entre elles pour amener ce résultat.

Les plaques athéromateuses et les dépôts calcaires que
l'on rencontre à la phase ultime du processus pathologique qui a eu l'endocarde pour siége, présentent une ana-
logie frappante avec les lésions de même ordre qui s'ob-
servent dans les artères; lésions qui ont souvent eu
l'artérite pour point de départ.

Hâtons-nous de dire que la dégénérescence graisseuse
sans inflammation préalable se rencontre aussi et survient
alors par les seuls progrès de l'âge.

La myocardite, comme lésion concomitante, est
rare. Il n'en est pas de même pour la péricardite qui se
développe très-souvent en même temps que l'endocardite,
surtout dans le cours du rhumatisme articulaire suraigu.

Il suffit de se rappeler les dangers immédiats auxquels expose quelquefois l'inflammation du péricarde, pour se rendre compte des modifications qu'elle peut apporter dans la marche et le pronostic des maladies du cœur.

Les lésions de l'endocarde, surtout si la phlegmasie a été intense et de longue durée, passent facilement à l'état chronique, et constituent alors un obstacle au cours régulier du sang à travers le canal circulatoire central. Mais tant que cet obstacle n'entrave pas le fonctionnement régulier du cœur, la lésion est négligeable.

Or, nous allons voir qu'il peut en être ainsi et quelquefois pendant de longues années.

Sans nous arrêter plus longtemps à la description des lésions endocardiques et des différentes phases qu'elles traversent avant de devenir *organiques* ainsi qu'on l'a dit, nous entrons de suite dans le vif de la question.

Quelles sont les causes morbides qui, tout en produisant des lésions capables de créer un obstacle au libre cours du sang, permettent au cœur de supporter le plus longtemps et de vaincre cet obstacle qui est par conséquent sans inconvénient actuel pour son fonctionnement régulier?

Y a-t-il des lésions dont le siége ou l'étendue s'accommode plus que d'autres avec ce fonctionnement? Les conditions individuelles, climatériques, etc., et autres, entrent-elles pour quelque chose dans cette tolérance du cœur pour une lésion dont la présence crée à elle seule une imminence morbide de tous les instants?

Tels sont les divers éléments que nous allons successivement examiner.

C'est dans leur existence ou leur disparition qu'il faut chercher le maintien ou la rupture de l'équilibre fonctionnel dans les cas de lésions organiques.

« Si quelque chose peut causer de l'étonnement dans l'étude des maladies du cœur, dit M. Raynaud, c'est bien moins de constater les accidents qu'elles entraînent que de voir, au contraire, la facilité avec laquelle certains individus peuvent les supporter, et cela parfois pendant de longues années ; les uns portant, sans s'en douter, une lésion grave dont les premières manifestations ne se feront que tardivement ; d'autres, plus ou moins souffrants, se fatiguant facilement, obligés de s'arrêter de temps à autre, mais, en somme, fournissant encore une carrière passable et pouvant vaquer aux principales occupations de la vie. »

Un point à mettre en évidence dans l'étiologie des maladies du cœur, parce qu'il est trop souvent oublié, c'est que les maladies de cet organe naissent sous les mêmes influences que les affections des autres appareils. De même que pour les autres organes, il faut au cœur des conditions de réceptivité et d'aptitude que peut presque seule créer une diathèse héréditaire ou acquise, et cette conception de la pathogénie d'une lésion qui n'est, en somme, que la signature anatomique d'une affection plus générale, a une importance considérable, car elle permet de calculer les chances qu'on a, dans l'espèce, pour le maintien de l'équilibre fonctionnel.

Que la lésion s'implante sur un cœur jeune et vigoureux, ou sur un cœur de vieillard et d'individu débilité, il est évident que le pronostic ne saurait être le même dans les deux cas. On devra donc toujours dans le jugement qu'on aura à porter sur le maintien du parfait fonctionnement du cœur tenir grand compte de ces conditions d'âge ou de débilité.

Tel obstacle dont un cœur vigoureux aura raison pendant longtemps, sera pour un autre le signal d'une série de désordres dont le dernier terme sera l'asystolie et la mort.

Il ne faudrait pourtant pas aller trop loin dans cette voie et croire que par cela seul que la lésion aura frappé un cœur de vieillard, elle doive infailliblement être suivie des plus redoutables conséquences; si à l'âge avancé ne s'ajoute pas une affection des voies respiratoires, par exemple, le cœur peut encore résister. Car, autant vaudrait dire dans ce cas que le cœur est malade parce qu'il est le cœur : « L'on pourrait admettre que le poumon devient malade parce qu'il respire, le foie parce qu'il sécrète la bile. Il faut vraiment beaucoup de bon vouloir pour attribuer une signification étiologique quelconque à l'incessante activité du cœur. Cette activité est dans la nature des choses..... »

Quant à l'hérédité, on ne peut nier son influence sur le développement des maladies du cœur; mais ici encore il faut savoir interpréter cette cause : l'enfant n'a pas hérité de l'hypertrophie ou du rétrécissement mitral dont il est porteur; il a hérité de la diathèse rhumatismale ou goutteuse qui a amené chez son ascendant la maladie du cœur à laquelle il a succombé.

Il faut donc savoir que l'endocardite ou la dégénérescence peut être le premier symptôme de la diathèse; alors on agit en conséquence. Il nous semble que c'est ainsi que l'on doit envisager l'hérédité, si l'on veut retirer de sa connaissance tous les avantages qui y sont attachés, soit au point de vue de la sûreté du pronostic, soit surtout au point de vue de la facilité du traitement.

La nature du processus phlegmasique est relative à *l'âge* du sujet. L'enfance prédispose aux inflammations aiguës plus susceptibles que les autres d'entière résolution.

Dans tous les cas, si une lésion définitive s'établit à cet

âge, il est certain que le muscle cardiaque fera pendant longtemps les frais de la compensation. On verra une lésion que les signes fournis par l'auscultation rendront indubitable, coïncider avec un parfait fonctionnement du cœur. Il n'y aura pas maladie cardiaque.

Si la lésion d'orifices ou de valvules avait élu domicile sur un cœur trop jeune, les conditions d'équilibre seraient plus défavorables ; car si le vieillard a désappris, le jeune enfant n'a pas encore appris à résister.

L'ossification des valvules et l'athérome sont des lésions propres *à la vieillesse physiologique*, comme *à la vieillesse pathologique ;* car l'alcoolique est, sous ce rapport, aussi malmené que le vieillard.

L'affection du cœur, dans ces cas, s'installe très-souvent sourdement et revêt de suite la forme adynamique que tendent à prendre toutes les affections à cet âge de la vie.

Les vices de conformation de la cage thoracique prédisposent fortement à l'hypertrophie par la gêne mécanique qu'ils apportent à la circulation ; aussi toute phlegmasie qui surprendrait un cœur dans ces conditions amènerait-elle promptement des désordres fonctionnels avec leurs conséquences.

En passant en revue le grand groupe des causes morbides, il est facile de reconnaître que certaines d'entre elles semblent avoir une prédilection marquée pour certains orifices plutôt que pour d'autres. C'est ainsi que les lésions du cœur dues *à l'alcoolisme, à la goutte*, et celles qui se produisent de préférence pendant la vieillesse, affectent plus souvent l'orifice ventriculo-aortique, tandis que c'est surtout l'orifice auriculo-ventriculaire gauche et sa valvule qui sont touchés dans l'endocardite rhumatismale, choréique, scarlatineuse, dothiénentérique, etc.....

Il est bien évident qu'il faut chercher à cette *localisation*, point absolue du reste, une raison toute scientifique. C'est dans la nature même des lésions produites par ces différentes causes et l'évolution de la diathèse que nous la trouvons. Car la spécificité gît dans la cause, non dans les lésions. Toujours est-il qu'une lésion du cœur étant donnée, la connaissance précise de sa cause morbide importe beaucoup pour l'appréciation qu'on devra porter sur sa marche et sa gravité future.

La scarlatine est quelquefois compliquée d'endocardite, mais celle-ci, d'après certains auteurs, parcourrait rapidement les différentes périodes des phlegmasies et ne laisserait pas de trace. Suivant M. Peter, l'endocardite qui fait son apparition dans le décours de la fièvre scarlatine ne serait que la première manifestation de la diathèse rhumatismale, si le malade n'a jamais rien présenté auparavant du côté des séreuses ou des synoviales ; et l'on comprend que cette origine doive nécessairement modifier la bénignité du pronostic. Car, ultérieurement, une poussée franche de rhumatisme peut rapidement amener l'athénie cardio-vasculaire.

Les causes morales et hygiéniques sur lesquelles Corvisart a tant insisté peuvent-elles, seules, créer une affection cardiaque se manifestant par des troubles fonctionnels ?

Il est permis d'en douter ; mais ici comme dans tous les problèmes pathologiques, les données sont complexes : il est certain que, si l'influence de ces causes n'est pas toujours très-probante dans la pathogénie des affections cardiaques, elle s'exerce d'une façon incontestable pour accélérer et précipiter leur marche dans certains cas, comme aussi pour en retarder l'évolution dans d'autres.

Il est évident, comme le fait si bien remarquer M. le professeur Peter, que les mêmes causes morbides ayant frappé deux cœurs, l'évolution de l'affection sera tout

autre suivant qu'on aura affaire par exemple, d'une part
à une femme riche ; d'autre part à une femme pauvre et
peu soigneuse de sa santé.

Le rhumatisme chronique peut donner naissance à l'endocardite, quoique souvent pendant la vie les lésions ne
se révèlent que par de légers troubles fonctionnels.

Depuis les remarquables travaux de G. Sée sur la *chorée*,
on connaît les liens qui rattachent cette affection au rhumatisme, et, par conséquent, on est fixé sur la nature des
endocardites qui alternent parfois avec elle ou l'accompagnent. H. Roger a nettement vidé la question de l'origine
rhumatismale de la chorée et des lésions cardiaques con-
comitantes. — Aussi, comme le dit ce dernier observateur, rhumatisme articulaire, chorée, maladie du cœur,
doivent être regardés comme les membres d'une même
phrase pathologique.

Larcher considère l'hypertrophie limitée au ventricule
gauche, que l'on rencontre chez les *femmes enceintes*,
comme prédisposant aux lésions du centre circulatoire.
Joulin rejette les conclusions de Larcher, pour ce qui
concerne les lésions subséquentes, et pense que les palpitations, les vertiges, les bouffées de chaleur à la tête,
qu'on observe chez les femmes grosses, doivent être attri-
bués plutôt aux troubles de l'innervation qu'à ceux de la
circulation.

Quelle influence la *diathèse dartreuse* peut-elle avoir sur
le développement d'une lésion cardiaque ? Il nous semble
que ce ne doit être que d'une façon détournée que cette
diathèse agit sur les séreuses du cœur, et grâce aux conséquences que les affections des voies respiratoires, auxquelles elle est si souvent liée, exercent sur le cœur lui-même.

Nous ne nous arrêterons pas à discuter la question de
l'antagonisme supposé entre la *diathèse tuberculeuse* et

les affections cardiaques. Des recherches plus approfon-
dies sont nécessaires pour se prononcer dans un sens ou
dans l'autre, et peut-être amèneraient-elles à des conclusions toutes différentes de celles qui ont cours actuelle-
ment.

Depuis les remarquables travaux de Magnus Huss, de
Lancereaux, etc., sur *l'alcoolisme* et les lésions qui en
sont la conséquence, on sait que cet empoisonnement
produit surtout ses effets sur les parois musculaires du
cœur. L'endocarde ne présente guère comme lésion que
quelques opacités qui, dès le début, ne peuvent nullement
entraver le libre fonctionnement de l'organe. Mais si la
dégénérescence graisseuse que subit le cœur de l'alcoolique ne produit souvent ses désastreux effets qu'à la longue, il n'en est pas moins vrai que les lésions artérielles,
qui sont toujours la marque de l'empoisonnement chronique, contribuent bien longtemps d'avance à provoquer les
premiers symptômes de la maladie cardiaque. Nous ne
nous étendrons pas davantage sur cette cause si fréquente et que l'on doit toujours rechercher, car nous y
avons déjà fait allusion en parlant de la vieillesse comme
cause des affections organiques du cœur. Contentons-nous
d'ajouter que les lésions, qui des gros vaisseaux finissent
par atteindre les orifices et leurs valvules, peuvent coïncider souvent fort longtemps avec le maintien de l'activité
fonctionnelle et de l'équilibre de tension. — Nous en
voyons la preuve dans l'observation suivante dont le sujet
est précisément un alcoolique chez qui les lésions n'ont
amené qu'à longue échéance la maladie cardiaque. Nous
ne prétendons pas qu'il en soit toujours ainsi, car il faut
faire la part des affections intercurrentes dont le retentissement sur le cœur peut hâter le dénoûment.

Obs. I. — *Athérôme artériel généralisé. — Dilatation de la crosse aortique. — Insuffisance relative. — Asystolie. — Mort. — Autopsie. — Hôpital St-Antoine. — Service de M. Fernet. — Pavillon IV. — Lit n° 32.*

Mourot (Nicolas), 56 ans, charretier, entré le 24 janvier 1877. — Mort le 10 février.

Antécédents. — Cet homme, habituellement bien portant, a fait pendant de longues années des excès alcooliques. Il y a six mois environ, à la suite d'un refroidissement il a été pris d'un point de côté, avec malaise général et oppression ; il a continué néanmoins ses occupations. — La fatigue a augmenté peu à peu et sa toux est devenue fréquente ; en même temps l'oppression devenait telle, que le moindre exercice amenait des crises de suffocation. — Néanmoins l'appétit s'est bien conservé ; il n'y a pas eu de troubles gastro-intestinaux.

Il y a un mois environ, il a été obligé de cesser complétement son travail et de garder le repos chez lui. — Il n'en a pas éprouvé d'amélioration : même couché, l'oppression reste intense, et souvent il était forcé de se tenir assis pour pouvoir respirer.

Depuis quinze jours environ, les jambes ont commencé à enfler et l'œdème s'est étendu peu à peu aux cuisses, au scrotum et aux parois abdominales.

Le malade entre à l'hôpital le 24 janvier.

État à l'entrée. — Le visage est bouffi et légèrement cyanosé ; il y a une dyspnée intense ; grande faiblesse générale. Pouls 96, un peu irrégulier. — Œdème général très-prononcé aux membres inférieurs et aux parois du bassin ; moins considérable aux membres supérieurs.

La pointe du cœur, difficile à reconnaître, bat à un travers de doigt au-dessous et en dehors du mamelon. — La matité précordiale ne paraît pas notablement accrue.

A la base du cœur, le premier bruit est sourd, le deuxième bruit remplacé par un souffle prolongé, aspiratif, remplissant tout le grand silence, est caractéristique d'une insuffisance aortique.

A la pointe, les bruits sont difficiles à percevoir : le premier bruit est soufflant ; le second prend un timbre piaulant tout particulièrement à la fin de chaque expiration.

Il ne paraît pas y avoir d'insuffisance tricuspidienne positive ; il n'y a pas de surcharge des jugulaires, pas de pouls veineux, ni de battements hépathiques.

Le volume du foie paraît normal.

L'examen du thorax révèle, à la moitié inférieure du côté gauche en arrière une matité prononcée, une abolition presque complète des vibrations thoraciques : à la limite supérieure, on obtient de l'œgophonie ; plus bas, il y a un affaiblissement du murmure respiratoire, sans souffle.

On ne constate pas le phénomène de la pectoriloquie aphonique. La sonorité est assez bonne dans tout le côté droit, la respiration s'entend bien, avec mélange de quelques râles disséminés.

L'appétit est assez bon : il n'y a ni colique ni diarrhée. Le malade accuse de fréquents besoins d'uriner. Les urines peu abondantes (450 grammes pour 24 heures), très-troubles, sont chargées d'urates ; elles renferment une notable quantité d'acide urique.

On diagnostique une *affection cardiaque*, probablement complexe, développée d'une façon latente, accompagnée d'une *pleurésie gauche* à épanchement chronique peu abondant.

Traitement institué le 27 janvier au matin :

Infusion digitale, 0,50 c.

Lavement huileux. — Vésicatoire à gauche ; tisane de chiendent, régime lacté.

Le soir, pouls 84 assez régulier : la dyspnée paraît moindre.

28 janvier. — Pouls 76. Impulsion cardiaque forte et régulière ; moins de dyspnée. (Urines des 24 heures : 500 grammes.)

Pouls 72 bondissant, mais non dépressible (même traitement).

31 janvier. — La matité thoracique en arrière est presque entièrement disparue ; les vibrations thoraciques sont perçues dans toute la hauteur ; la respiration s'entend jusqu'en bas, mais affaiblie.

L'épanchement s'est en grande partie résorbé.

L'oppression est moindre (rhubarbe, 20 centigr. le matin), mais le sommeil est toujours impossible.

Les battements du cœur sont plus perceptibles ; ils ont leur maximum dans le cinquième espace, très en dehors du mamelon. — On peut maintenant, la respiration étant moins bruyante, dissocier facilement les différents foyers : à la base, on a un souffle au premier temps, rude et bref, suivi d'un souffle au deuxième temps, doux et prolongé dans le grand silence. — A la pointe, souffle au premier temps bien net.

Les battements sont énergiques et réguliers ; cependant il se produit de temps en temps des irrégularités étranges.

Aussi deux contractions ventriculaires se succèdent sans diastole et sont suivies d'un repos ; au pouls on obtient deux pulsations rapprochées, suivies d'un intervalle très-marqué ; à l'auscultation (base du cœur) on perçoit deux fois de suite le souffle du premier temps ; puis le second souffle doux et prolongé. — Ce rhythme triple se répète parfois pendant toute une suite de battements.

L'œdème des membres supérieurs a presque entièrement disparu ; celui des membres inférieurs et du tronc a diminué. (On cesse la digitale.)

On donne : potion, (teinture eucalyptus, 10 gouttes.)

1ᵉʳ-2 février. — Les battements cardiaques sont de nouveau plus fréquents et plus faibles ; mais on n'observe plus d'irrégularités. — Le malade respire moins facilement. — L'œdème général a de nouveau augmenté (reprend : digitale 0,50 centig., en infusion).

3 février. — Le malade a repris sa digitale ; il est de nouveau moins oppressé, respire plus facilement : l'œdème a diminué.

Mais le cœur présente les mêmes intermittences que la dernière fois ; deux pulsations rapprochées: la troisième manque. — Il y a quelques râles disséminés dans la poitrine.

Les urines sont toujours très-peu abondantes (500 gr. par jour).

4 février. — Le pouls reste intermittent comme hier.

(Cesse la digitale : vin diurétique de la Charité, 20 grammes.)

5 février. — Les intermittences cardiaques ont aujourd'hui disparu. Pouls régulier, 80. Le malade souffre beaucoup d'insomnie : aussitôt qu'il s'endort, il est réveillé par le besoin de respirer.

6 février. — Le pouls est bien régulier : amélioration. La dyspnée est un peu moins forte. L'appétit ne revient guère. (Même traitement.)

7-10 février. — Les symptômes s'aggravent : il y a une anasarque générale, de la cyanose : les extrémités sont algides.

On trouve toujours un peu de congestion pulmonaire à la base gauche ; il y a de nombreux râles dans la poitrine.

(Continue le vin diurétique de la Charité ; potion à l'acétate d'ammoniaque, 4 grammes.)

Le soir, l'asphyxie a fait des progrès notables ; la teinte cyanotique est très-prononcée.

(Mort le 10 février à onze heures du soir.)

Autopsie pratiquée trente-six heures après la mort.

A l'ouverture du thorax, on trouve une quantité assez notable de sérosité dans les *plèvres*, surtout du côté gauche ; pas de fausses membranes à leur surface ; cependant la plèvre gauche à la base porte quelques traces d'inflammation ancienne, et est légèrement épaissie par places. — Les *poumons*, de volume normal, sont dépourvus d'adhérences ; leur tissu est fortement œdématié, et laisse échapper à la coupe une quantité considérable de liquide séreux ; dans les régions moyennes on trouve quelques parties sclérosées avec rétraction et froncement de la surface.

Il n'y a pas de traces d'infarctus. Le *péricarde* est distendu : il renferme environ cent grammes de sérosité. Le *cœur*, très-volumineux, pèse huit cents grammes : il est gorgé de sang, et ses diverses cavités renferment des caillots volumineux, la plupart rouges et sans consistance, quelques-uns plus denses et décolorés.

La valvule mitrale est un peu épaissie à son bord libre.

L'aorte est énormément dilatée dans la portion intra-péricardique et son orifice élargi présente une insuffisance relative des plus marquées. — Les valvules sigmoïdes sont relativement peu altérées. On leur trouve seulement quelques nodosités de faible épaisseur. Au niveau de la naissance des artères carotides et sous-clavières, se voit une seconde dilatation, presque ampullaire, dont le fond est situé en haut et en arrière, entre le tronc brachio-céphalique et la carotide gauche. Enfin une troisième dilatation se voit sur le trajet de l'aorte descendante vers la quatrième vertèbre dorsale, dont le corps offre sur sa partie gauche une dépression marquée en forme d'échancrure.

La surface interne du vaisseau offre les lésions de l'athérome généralisé sans plaques calcaires ; au niveau de la troisième dilatation existe une rupture de la tunique moyenne altérée, avec un peu d'anévrysme disséquant.

Foie cardiaque gras, *reins* un peu congestionnés, sans infractus.

On voit que si l'affection peut rester longtemps à l'état latent pour ainsi dire, sa marche, une fois qu'elle a débuté, est d'autant plus rapide ; et tandis que chez un sujet dont l'organisme ne sera pas profondément altéré par les excès, la maladie du cœur s'installera lentement et évoluera de même, nous voyons ici la mort suivre de près le début bien caractérisé de la maladie.

La *syphilis*, dont l'action sur le cœur fut un moment mise en doute, exerce certainement ses ravages sur ce viscère comme sur les autres. Seulement, comme les altérations qu'elle produit atteignent surtout le myocarde, nous n'avons pas à en parler dans ce chapitre, consacré spécia-

lement aux causes morbides qui atteignent la séreuse en-
docardique.

Nous en dirons autant des empoisonnements qui déter-
minent sur le cœur la dégénérescence graisseuse, et dont
la stéatose phosphorée est le type.

Nous nous réservons de revenir sur ces causes, qui
trouveront mieux leur place dans le chapitre où nous étu-
dions les troubles fonctionnels du cœur indépendants des
lésions oriques ou valvulaires.

Le *plomb* aurait, d'après certains observateurs, une action fâcheuse sur les valvules sigmoïdes de l'aorte, et le
reste du système circulatoire n'échapperait pas non plus à
son influence; mais il est assez difficile de faire la part
qui revient, dans ce cas, à l'alcoolisme et à l'intoxication
saturnine. Des faits mieux établis sont nécessaires pour
qu'on puisse faire une place bien déterminée à cette intoxication dans le cadre étiologique.

Quoi qu'il en soit, les divers agents que nous venons de
passer en revue mettent l'organisme dans les conditions
les plus favorables pour que les autres causes morbides
aient prise sur lui, et, à ce titre, ils doivent être soigneusement recherchés.

Si nous parlons ici de la *goutte*, qui produit elle aussi
la dégénérescence graisseuse, c'est qu'avant de produire
cette altération de la fibre musculaire elle cause des troubles fonctionnels qui sont parfois aussi intenses que passagers, et qui, par conséquent, ne sauraient être mis sur
le compte d'une dégénérescence.

M. le professeur Parrot pense que dans ces cas il existe
déjà une affection ancienne et que la goutte n'agit que
comme cause déterminante.

Nous ne reviendrons pas sur le *rhumatisme* qui est la
grande cause des lésions oriques et valvulaires, et par
conséquent des maladies du cœur. — Nous tenons seule-

ment à insister sur ce fait, bien mis en évidence par Bouillaud, et plus récemment par le docteur Ball; à savoir, que dans le rhumatisme aigu, généralisé, la coïncidence de l'endocardite et de la péricardite est la règle; dans le rhumatisme articulaire aigu, léger, la non-coïncidence est la règle; que dans le rhumatisme mono-articulaire on voit rarement survenir des lésions du cœur. Il faudra donc tenir soigneusement compte de ces circonstances dans l'appréciation que l'on aura à porter sur la durée du maintien de l'équilibre fonctionnel. Les récidives, l'âge du sujet, devront être aussi pris en considération.

Le rhumatisme musculaire chronique peut avoir son retentissement sur le cœur. L'observation suivante le montre nettement; la marche de l'affection, dans ce cas, est assez lente et les désordres fonctionnels ne se montrent que tardivement.

OBS. II. — *Rhumatisme msculaire chronique.* — *Insuffisance aortique.* — Hôpital Saint-Antoine, service de M. Fernet, pavillon 4, lit n° 32.

Lariot (Victor), 55 ans, couvreur. Entré le 1er août 1876; sorti le 20 janvier 1877.

Antécédents. Cet homme a été pris depuis quelques mois de douleurs dans les membres, surtout dans les membres inférieurs. — Ces douleurs erratiques et se transportant facilement d'un point à un autre, avaient leur siége surtout au niveau de continuité des membres, dans les masses musculaires; elles s'exaspéraient par les mouvements.

Peu à peu, les douleurs devenaient de plus en plus vives, la marche était devenue presque impossible, et le malade a été obligé de quitter son travail.

A son entrée, 1er *août*, on a constaté l'existence d'un *rhumatisme musculaire* généralisé chronique.

(Repos et bains sulfureux.)

Le malade a végété dans le service pendant cinq mois sans changement appréciable dans sa situation; les douleurs dans les membres sont devenues moins fortes, mais la marche est de plus en plus difficile, et le malade est obligé de s'aider d'une canne.

1er janvier 1877. Un examen complet du malade révèle les particularités suivantes :

L'état général est satisfaisant : les fonctions digestives sont intactes, l'appareil respiratoire ne présente aucune lésion. — Le pouls bondissant, très-dépressible, offre les caractères du pouls dit de *Corrigan;* il y a un peu d'athérome artériel. Au cœur on constate une hypertrophie assez marquée du ventricule gauche (pointe en dehors dans le cinquième espace intercostal)[1]. Les battements et les bruits sont normaux à la pointe; à la base on entend un souffle doux, aspiratif, qui remplace le deuxième bruit et se prolonge dans le grand silence; le premier bruit est un peu sourd, non soufflant.

D'après ces caractères on diagnostique une insuffisance aortique probablement développée d'une façon latente.

Il n'y a pas de trouble actuel dans la circulation générale : pas d'éblouissements, pas de vertiges, aucun signe d'anémie cérébrale; la figure du malade est plutôt colorée.

Le malade n'accuse aucune souffrance de ce côté : il n'attire pas l'attention du côté de son cœur et se plaint seulement d'avoir les jambes perclues.

L'état général est satisfaisant : le malade demande à être envoyé à Vincennes.

Sorti le 20 janvier 1877.

L'*érysipèle* peut, dans quelques cas, se compliquer d'endocardite, de myocardite et de dégénérescence graisseuse (Jaccoud et Sevestre en ont cité des exemples).

La rougeole laisse peu de traces. M. le professeur Parrot qui a eu occasion d'examiner un grand nombre d'enfants morts de cette affection n'a trouvé chez aucun des signes d'endocardite ou de péricardite; mais quelquefois un peu de dégénérescence granulo-graisseuse.

Après avoir énuméré les diverses causes qui peuvent produire les lésions organiques des orifices, en indiquant,

---

1. Et, à ce propos, nous ferons remarquer que les auteurs qui s'obstinent à placer la pointe du cœur dans le 5° espace intercostal, sont ordinairement dans l'erreur, attendu que sur un nombre considérable de sujets qui ne présentaient aucune affection de cet organe, nous avons trouvé la pointe battant dans le 4° espace ou sous la 5° côte. Aussi doit-on, à juste titre, s'étonner de lire des observations où l'on note la pointe du cœur dans le 8° espace intercostal. M. le professeur Verneuil a, du reste, parfaitement établi ce point d'anatomie dans sa thèse inaugurale.

pour chacune, l'influence plus ou moins profonde qu'elle avait sur l'organe central de la circulation, il nous reste à déterminer quelles sont, parmi ces lésions, celles qui permettent la plus longue activité fonctionnelle du cœur.

Toute lésion d'orifice établit un obstacle permanent à la circulation dans les cavités. Sous ce rapport, les insuffisances et les rétrécissements agissent d'une façon identique, en amenant le plus souvent dilatation des oreillettes et hypertrophie des ventricules. Jaccoud a très-bien montré le côté hydraulique de ce mécanisme, mais il est juste de dire que ces conséquences ne se produisent ni avec la même facilité, ni avec la même intensité.

Il est facile de comprendre que dans l'insuffisance aortique, si le ventricule gauche est sain et vigoureux, la lutte contre le reflux du sang pourra être soutenue, malgré l'énergie de l'élasticité artérielle.

Dans le rétrécissement mitral, au contraire, il n'y a pour augmenter la force de propulsion qu'une oreillette à parois faibles et facilement distensibles.

L'engorgement du système veineux se produira rapidement et l'augmentation de la tension veineuse retentira immédiatement sur la circulation générale.

Voilà, en quelques mots, pour ce qui concerne la maladie mitrale et la maladie aortique, envisagées sous ce seul point de vue, les réflexions que nous avons à faire.

Mais les choses ne se passent pas toujours ainsi ; bien au contraire, il est rare qu'à un degré plus ou moins prononcé de rétrécissement ne soit pas lié un peu d'insuffisance du même orifice, ou *vice versa*.

Nous ne pouvons insister sur les raisons tout anatomiques qui dominent ces faits. Contentons-nous de constater qu'il en est presque toujours ainsi.

Pour revenir sur ce que nous disions de l'insuffisance aortique pure, qui peut provenir soit de la dilatation de l'orifice sans altération concomitante des valvules, soit de l'appareil valvulaire, elle est au nombre des affections organiques qui ont le moins de retentissement sur l'économie; lorsque la compensation est bien établie, les malades peuvent vivre des années littéralement, sans soupçonner la grave lésion dont ils sont atteints.

En effet, ils n'ont pas de douleur précordiale, pas ou peu de palpitations, point de cyanose des lèvres et des extrémités, point de turgescence du système veineux, point d'œdème. Le facies est celui de l'anémie, mais ils n'ont pas de troubles fonctionnels en un mot. C'est de ces malades, qui sont assez souvent des vieillards (car on sait les liens qui existent entre l'athérome artériel et l'insuffisance aortique), que Grisolle a pu dire : « Contrairement à beaucoup de maladies, ces lésions sont moins graves et occasionnent moins d'incommodités chez les vieillards que chez les jeunes gens. » Mais à côté des avantages il y a les inconvénients.

Si la compensation se fait bien pendant un temps très long, il arrive aussi qu'elle se rompt tout d'un coup, car la dégénérescence n'est nulle part aussi fréquente que dans cette affection.

A une santé jusque-là assez bonne, on voit succéder des malaises constants, des lipothymies, des syncopes par anémie, a-t-on dit, et la mort subite est assez souvent la conséquence de l'insuffisance mitrale. De quelque manière que se produise la mort (Mauriac), il n'en est pas moins vrai que, jointe aux autres inconvénients que nous venons de signaler, cette perspective assombrit étrangement le tableau.

OBS. III. — *Diathèse rhumatismale. Insuffisance aortique, athérome artériel généralisé. Congestion pulmonaire droite. Mort. Autopsie non faite.* Hôpital Saint-Antoine, service de M. Fernet, pavillon V, lit n° 3.

X..., 58 ans, charretier. Entré le 24 avril 1877, mort le 5 mai.

Antécédents. Cet homme a constamment joui d'une bonne santé ; il n'a jamais été gravement malade. Depuis six ou sept années environ il a éprouvé assez fréquemment des douleurs rhumatismales dans diverses parties du corps ; ces accidents n'ont pas eu assez d'intensité pour le déterminer à prendre le lit. Il ne paraît pas y avoir d'alcoolisme ; cependant, en raison de sa profession, l'étiologie doit être réservée.

Depuis quelques années déjà, il avait remarqué que son haleine devenait courte, qu'il était fortement essoufflé en montant un escalier ou en faisant quelque effort violent, mais il y faisait peu d'attention. Au mois de janvier dernier, il s'est mis à tousser d'une manière continuelle. En même temps l'oppression augmentait, et, depuis six semaines, elle est devenue intolérable. Il s'est produit de l'œdème des jambes, un affaiblissement général rapide, l'appétit a diminué, les digestions sont difficiles ; il n'y a pas eu jusqu'à présent de diarrhée.

État actuel. L'aspect du malade est cachectique : le facies pâle et légèrement bouffi ; il y a un œdème assez prononcé des extrémités. La gêne respiratoire est excessive et va jusqu'à l'orthopnée ; il y a de la toux, une expectoration séro-muqueuse, sans mélange de sang. L'examen de la poitrine révèle un état emphysémateux des poumons avec un peu de congestion aux deux bases.

Pouls régulier, bondissant, à soixante-douze, athérome artériel prononcé. Au cœur, hypertrophie moyenne ; la pointe bat dans le cinquième espace un peu en dehors du mamelon ; les battements sont nets, réguliers, sans frémissement ; les bruits du cœur sont difficiles à percevoir en raison de l'intensité des bruits respiratoires ; à la base, premier bruit soufflant, deuxième bruit remplacé par un souffle, doux, aspiratif, extrêmement prolongé, qui occupe tout le grand silence et révèle nettement l'existence d'une *insuffisance aortique ;* — à la pointe les bruits paraissent normaux.

On remarque sans peine le phénomène de la danse des artères. L'auscultation de l'artère crurale révèle nettement l'existence du double souffle intermittent de Duroziez.

Le malade urine fort peu ; les urines, très-chargées d'urates, renferment une petite quantité d'albumine.

(Tisane de busserole ; V. q. q.)

26 avril. Même état ; l'œdème des jambes persiste, malgré le repos complet ; l'insuffisance respiratoire produit une insomnie complète et le malade est très-abattu.

(Potion d'éther, 1 gramme ; vin diurétique amer de la Charité, 40 grammes.)

Le tracé sphygmographique donne nettement les caractères de *l'insuffisance aortique* pure avec *athérome artériel.*

(En l'absence de l'asystolie proprement dite, il est permis de supposer l'existence d'une lésion rénale, d'origine probablement vasculaire produisant l'albuminurie.)

27 avril. Pas d'amélioration, suffocation presque permanente ; urines, 700 grammes ; densité, 1020. Urée 21 gr. 40, album. (?)

30. Deux selles cette nuit ; un peu moins d'oppression.

1er mai. Le malade a rendu quelques crachats sanguins, épais et visqueux ; il est de nouveau plus oppressé ; les membres sont œdématiés ; les extrémités refroidies. L'examen minutieux du thorax fait découvrir une légère diminution du son à la base droite avec quelques râles humides, révélant un noyau de congestion pulmonaire. (10 ventouses sèches.)

Urines, 600 grammes à peine, très-chargées d'urates, colorées.

2. La congestion pulmonaire augmente : dyspnée excessive.

Mort le 7 mai, à quatre heures du soir. L'autopsie n'a pu être faite.

Cette observation montre combien, dans l'insuffisance aortique, les désordres cardiaques amènent rapidement l'asystolie et la mort, quand l'équilibre a été une fois rompu.

Nous ne donnerons pas ici le tableau symptomatique de l'insuffisance aortique. Tout le monde sait que la dilatation et l'hypertrophie du ventricule gauche sont poussés à l'extrême ; que le pouls offre un caractère pour ainsi dire pathognomonique, ainsi que le facies du malade, etc.

Seulement il est indispensable, pour le pronostic, de tenir compte de certains états du pouls. Est-il dépressible pendant la systole artérielle : le pronostic est défavorable et même grave ; car cette dépressibilité est l'annonce d'une asystolie prochaine. La fréquence du pouls ne peut pas être considérée comme un signe du bon état du ventricule ainsi qu'on l'a dit ; cette fréquence indique au contraire une diminution de tension artérielle et par conséquent un commencement de surchage veineuse, deux conditions indispensables pour la production de l'asthénie cardio-vasculaire.

M. Raymond Tripier a fait paraître dans la *Revue de Médecine et de Chirurgie* (n° de janvier 1877) un travail ayant pour titre : *Du retard de la pulsation carotidienne sur la systole cardiaque dans l'insuffisance aortique.* Dans ses conclusions, le médecin lyonnais affirme que ce symptôme peut être considéré comme un signe de lésion avancée et devant amener la mort à bref délai.

Une remarque assez intéressante du même observateur, c'est que l'existence de ce symptôme était beaucoup plus fréquente chez les sujets qui présentaient une insuffisance consécutive à une endocardite rhumatismale que chez ceux qui avaient une insuffisance relative consécutive à un athérome artériel généralisé. Chez ces derniers, le retard est rarement appréciable et par conséquent le pronostic est moins sévère. L'autopsie est venue donner la consécration nécessaire aux vues de M. Tripier, et il a trouvé chez les athéromateux des valvules presque suffisantes, une hypertrophie moins considérable qu'elle ne l'est d'ordinaire dans cette affection. Nous sommes heureux d'ajouter ces faits à ceux déjà connus; car il est souvent de la dernière importance de déterminer exactement le pronostic.

Les lésions de l'orifice mitral et surtout le rétrécissement ont pour conséquence immédiate l'accumulation du sang dans le système de la petite circulation et, de proche en proche, dans le système veineux périphérique; l'abaissement de la tension artérielle en est la suite obligée, et l'on sait qu'elle prédispose tout particulièrement à l'asthénie cardio-vasculaire. Cependant, là comme ailleurs, la compensation existe et l'on se tromperait si l'on s'imaginait que les lésions indiquées par l'investigation stéthoscopique doivent rapidement et toujours être le prélude de ce que M. Peter a appelé la phase chimique des maladies du cœur.

L'hypertrophie de l'oreillette n'empêche pas longtemps

l'hyperhémie du poumon. Aussi la dyspnée est ici beaucoup plus précoce que dans les lésions aortiques : l'haleine est courte, les efforts musculaires sont pénibles ou impossibles. De temps en temps le patient est en proie à des accès d'asthme cardiaque, à des palpitations qui surviennent sans la moindre cause; les hémoptysies et l'apoplexie pulmonaire sont là très-fréquentes. Grâce au rôle que joue le poumon dans tout ce processus, on peut prévoir que l'élément nerveux doit être pour une certaine part dans l'ensemble symptomatique de cette période de l'affection mitrale. Nous verrons dans un autre chapitre comment la connaissance de ce fait a mis M. Gubler et d'autres thérapeutes sur la voie d'indications précieuses que la morphine remplit admirablement.

Mais bien avant que le système de la petite circulation soit forcé, le malade présente un faciès spécial qui offre un contraste frappant avec celui des affections aortiques.

Les lèvres sont violacées, bleu foncé, extrêmement livides, les jugulaires sont turgescentes. Il y a congestion passive et bouffissure des téguments. C'est ce faciès que Corvisart avait en vue quand il parlait du *facies propria* des malades atteints d'affections organiques du cœur; sans compter les symptômes rationnels qu'il englobait sous la même dénomination.

L'absence de souffle à la pointe peut se rencontrer dans les degrés très-légers et à la période la plus avancée des affections mitrales. Dans le premier cas, l'insuffisance ou le rétrécissement, plus souvent les deux, sont assez peu prononcés, pour ne pas donner lieu à un souffle; dans le second, au contraire, la contraction est si faible qu'elle ne peut pas non plus le produire, sans compter la tension extrême de la petite circulation qui vient encore aggraver la situation.

Dans le premier cas, le plus léger exercice va faire apparaître le souffle ; dans le second ce sera au contraire le repos et la digitale, et ce sera la preuve du relèvement de la systole cardiaque et de l'équilibre circulatoire.

Si nous avons insisté sur ces détails, c'est à cause de l'importance qu'ils peuvent acquérir pour le pronostic que nous cherchons surtout à établir en ce moment.

Les complications pulmonaires sont souvent le terme auquel aboutissent les lésions mitrales ; peut-être les complications cérébrales seraient-elles plus spécialement sous la dépendance des lésions aortiques.

En résumé, quand on se trouve en présence d'une affection cardiaque, il faut surtout rechercher si l'on a affaire à une lésion aortique ou à une lésion mitrale, et cette seule distinction peut déjà faire prévoir si l'on a chance de voir se maintenir ou non l'équilibre fonctionnel ; les autres procédés d'exploration révéleront l'existence d'une hypertrophie ou d'une dilatation considérable, ou encore l'existence d'une dégénérescence graisseuse. Suivant qu'on rencontrera les uns ou les autres de ces symptômes, on pourra espérer pour le malade de longues années de santé, ou au contraire redouter une mort prochaine. La thérapeutique sera entièrement basée sur la connaissance exacte de l'état du cœur.

Disons donc pour terminer que « les sujets atteints d'affections aortiques ont longtemps une vie tolérable ; mais un jour ils meurent tout d'un coup ; ou si l'asystolie se montre, elle est l'avant-coureur de la mort ; les sujets atteints de lésions mitrales vivent longtemps ; mais avec de nombreuses alternatives d'améliorations et de rechutes, ils reviennent après des périodes d'une gravité effroyable à leur état antérieur, et finissent par les congestions, les hydropisies dans une lente agonie ».

Le cœur droit est bien plus rarement affecté primitivement que le gauche ; ou s'il est atteint par une lésion, il ne l'est presque jamais isolément; et enfin, presque toujours consécutivement au cœur gauche.

« Il est aisé de voir combien le processus morbide diffère dans les deux cœurs. A gauche c'est par les valvules et les orifices que le mal commence; les modifications pariétales et cavitaires ne viennent qu'après. A droite, au contraire, ce sont les cavités qui se dilatent et puis les orifices. Alors seulement les valvules deviennent insuffisantes. Dans le premier cas, la lésion matérielle ouvre la scène, dans le second c'est le trouble fonctionnel. Outre le cœur gauche, il y a le système capillaire de la petite circulation qui peut créer l'obstacle et faire naître l'insuffisance (Parrot).»

Nous ne dirons rien du rétrécissement de l'orifice pulmonaire, car celui qui est congénital ne rentre pas dans notre sujet, et les quelques exemples de rétrécissement acquis, que l'on peut rencontrer dans la science, ne permettent pas de lui donner des signes diagnostiques qui aient une réelle valeur. — L'insuffisance de l'artère pulmonaire ne nous arrêtera pas, non plus que le rétrécissement de l'orifice tricuspidien. Contentons-nous de dire que le premier est très-rare, et que le second est presque toujours lié à l'insuffisance de la valvule tricuspidienne. — L'insuffisance de cette dernière est, sans contredit, la lésion la plus commune et la plus importante du cœur droit; mais, disons que si l'insuffisance relative est très-commune, l'insuffisance organique est rare. Cette insuffisance trouble immédiatement la circulation veineuse et la tension veineuse générale dont elle est le régulateur.

La valvule tricuspide à l'etat normal donne, ainsi qu'on l'a dit, la clef de circulation intracardiaque, et son insuffisance,

pourrait-on ajouter, ouvre la porte à l'asystolie, puisqu'elle
en est l'agent le plus direct et le plus immédiat; ce qui a
fait dire au professeur Parrot, à propos du souffle symptomatique de cette insuffisance, que c'était le souffle symptomatique de l'asystolie. Nous verrons du reste, dans la
suite de cette étude, l'extension que M. le professeur Peter
a donnée à cette idée, et la théorie nouvelle de la marche
des affections cardiaques qui lui sert de corollaire.

Nous ne pouvons nous étendre plus longuement sur ces
lésions, sous peine de sortir du cadre que nous nous
sommes imposé.

Pour tenir la place de détails symptomatiques qui ne
peuvent trouver place ici, nous donnons l'observation suivante, qui présente un très-bel exemple de *Cœur forcé*. Il
est regrettable que l'autopsie n'ait pu être faite; car on
aurait eu alors sous les yeux un chapitre à peu près complet de pathologie sur ce sujet.

Obs. IV. — *Asthme et emphysème. Bronchite et congestion pulmonaire. Cœur forcé*, anasarque. *Rein cardiaque*, albuminurie. — Mort. (Autopsie non faite). — Hôpital Saint-Antoine,
service de M. Fernet, pav. IV, lit n° 35.

Greniez (Jacques), 56 ans, cocher. — Entré le 5 février 1877,
mort le 22.

Antécédents. Depuis trois ans environ, cet homme, d'une constitution robuste, souffre d'oppression habituelle, avec accès de suffocation au moindre exercice un peu violent.

Il s'en est longtemps peu préoccupé ; mais au commencement
de l'année dernière les accidents sont devenus assez violents pour
le contraindre à quitter son travail. Il s'est reposé chez lui ; la
dyspnée s'est calmée bientôt et l'été s'est passé sans trop de malaises ; mais au mois d'octobre la suffocation a reparu, le malade
est entré à l'hôpital ; très-amélioré au bout de quatre semaines, il
est retourné chez lui. La dyspnée et la toux revenant avec plus
d'intensité n'ont pas tardé à le forcer de retourner à l'hôpital. On
l'a soigné de nouveau et envoyé ensuite à Vincennes ; là, il s'est
refroidi, a été repris de toux, d'oppression et de dyspnée.

L'appétit s'est perdu et le malade a dû rentrer à l'hôpital le 5 février.

État à l'entrée. Le visage est un peu congestionné, sans bouffissure, il n'y a pas d'œdème des jambes. La dyspnée est extrême, il y a de temps en temps des quintes de toux grasse, amenant une expectoration muqueuse. L'examen du thorax donne une sonorité exagérée et tympanique sous les clavicules et aux deux bases, en arrière, avec inspiration soufflante, expiration silencieuse, râles sonores et muqueux généralisés.

Battements et bruits du cœur normaux. Appétit diminué ; pas de troubles digestifs. Les urines sont normales et ne renferment pas d'albumine.

Asthme et emphysème pulmonaire avec bronchite chronique.

7 février. Le malade se plaint beaucoup d'oppression ; il ne peut se coucher et l'insomnie est complète. Les râles sonores et humides remplissent la poitrine.

(Tisane d'hysope, julep eucalyptus, 20 gouttes.)

9 février. Même état : accès de suffocation nocturnes.

$$2 \text{ pilules} \left\{ \begin{array}{l} \text{Poudre} \\ \text{Extrait} \end{array} \right. \text{datura ā. ā 0,01 centigr.}$$

10. L'oppression est toujours extrêmement vive et pendant la nuit dernière il s'est produit un accès d'une extrême violence. Le malade se plaint d'éprouver parfois des démangeaisons extrêmement vives, avec développement de taches blanches analogues à des piqûres d'orties et qui se dissipent au bout de quelques heures. Cette description paraît se rapporter à des éruptions d'urticaire.

On constate par la percussion une matité marquée dans l'espace inter-scapulaire, avec transmission fort nette du souffle trachéal.

15 février. Toujours même état ; il y a de l'œdème des jambes ; les urines renferment une *notable quantité d'albumine.*

21 février. Depuis quelques jours, il s'est développé une anasarque considérable occupant surtout le segment inférieur du corps.

Jalep eucalyptus. 2 pilules tannin.

Il y a un peu moins d'oppression nocturne.

22. La dyspnée a reparu cette nuit avec une grande intensité ; ce matin, le malade est fortement cyanosé, les extrémités sont algides. Il y a une anurie presque complète. Les urines très-rouges et chargées de sels ne s'élèvent qu'à 150 grammes pour vingt-quatre heures. Elles renferment : urée, 3 grammes.

(Vin diurétique de la Charité, 40 grammes.)

{ Teinture de jalap, 10 grammes.
{ Sirop de nerprun, 20 grammes.

Le soir, le malade est un peu soulagé; le purgatif a produit des selles abondantes; néanmoins l'algidité persiste et la dyspnée est toujours très-forte.

Mort le 22, à onze heures du soir. (Autopsie non faite.)

Nous espérons avoir suffisamment démontré qu'il peut y avoir lésion orique ou valvulaire sans maladie du cœur proprement dite.

Nous ne nous dissimulons pas que cette existence des lésions avec conservation des fonctions, n'est qu'un temps dans les maladies du cœur; c'est une des manières de commencer de la maladie cardiaque; seulement il est utile, nécessaire même pour le pronostic, de savoir jusques à quand on peut compter sur cet équilibre, et pour cela il était indispensable de signaler, ainsi que nous l'avons fait, les différentes causes productrices des lésions endocardiques, afin de rechercher parmi elles, toutes celles qui s'adaptaient le mieux à ce fonctionnement.

La question étiologique résolue, restait à déterminer l'influence des lésions mitrales et aortiques. Quant à l'orifice ou à la valvule tricuspide, le rôle qu'elle remplit dans le processus pathologique vis-à-vis des autres lésions, est nettement indiqué dans ces lignes que nous empruntons à M. le professeur Parrot, et par lesquelles nous terminons ce chapitre. « Ce qu'il y a de remarquable dans le ventricule gauche, c'est son indépendance, et, si l'on peut ainsi dire, sa personnalité. Il domine le cœur par sa masse, l'épaisseur de ses parois, la puissance de ses faisceaux musculaires. Organe actif par excellence, il distribue le sang à l'organisme entier, et il semble que les autres cavités ses tributaires, ne soient là que pour lui rendre plus aisée cette importante fonction. Disposées autour de lui, comme autant de préservateurs, elles empêchent les perturbations circulatoires de l'atteindre. Peu sensible aux troubles qui les affectent, il ne peut souffrir sans que leurs fonctions soient altérées. Cœur artériel, il est baigné par le sang le plus oxygéné de l'organisme, et semble puiser à ce contact, tout à la fois, une énergie plus grande et une disposition morbide qui lui est propre, car les fâcheux effets du rhumatisme cardiaque se concentrent, comme on sait, sur ses valvules et ses orifices. Mais, quelle que soit, dans la suite, la gravité des lésions qui en résultent, la fonction reste énergique et puissante; elle s'élève toujours à la hauteur de sa tâche. Le ventricule gauche ne se rend pas; il ne manque pas au cœur, ce sont les autres cavités qui lui manquent.

« Comme tout est différent dans le ventricule droit? Est-il autre chose, suivant l'expression de Richard Lower, qu'un appendice du gauche, au côté duquel il est pour ainsi dire attaché? Ses parois, sans épaisseur ni résistance, circonscrivent une cavité essentiellement variable de forme et de capacité. Placé entre le poumon auquel il ne peut amener qu'un volume déterminé de sang, et le système des veines caves d'où le fluide afflue en proportion variable, suivant l'état de la circulation générale, il est obligé de se soumettre à des changements aussi considérables qu'inattendus.

« Il est donc en butte à des contre-coups multipliés, véritables causes morbides qui s'attaquent à sa puissance fonctionnelle et ne tardent pas à l'ébranler, sinon à le vaincre. »

CHAPITRE II.

Des lésions oriques ou valvulaires accompagnées de désordres fonctionnels du cœur.

Dans le chapitre précédent, nous avons vu que les lésions organiques des orifices et des valvules peuvent exister assez souvent et pendant un certain temps, indépen-
damment de tout désordre fonctionnel de l'organe. C'est,
du reste, ainsi que les choses se passent au début de la
plupart des lésions oriques. Nous avons essayé de déterminer quelles sont les conditions étiologiques soit individuelles, soit morbides ou autres qui aident au maintien
de ce régulier fonctionnement.

Hâtons-nous de le dire, il arrive un moment où l'équilibre
est rompu. Ça n'a d'abord été qu'un désordre passager et
l'économie n'en a nullement été ébranlée; mais ce désordre,
quelque fugace et léger qu'il ait été, n'en indique pas
moins que la maladie vient de faire un grand pas; une
digue s'opposait jusqu'alors à l'envahissement du mal :
c'était l'hypertrohie compensatrice, et la résistance du système de la petite circulation; mais, à force de lutter contre
l'obstacle mécanique qui n'a pas varié ni rétrogradé, le
muscle cardiaque s'est lassé d'abord un moment. L'élasticité artérielle et la tonicité vasculaire se sont laissé sur-
prendre, et voilà pourquoi cet homme qui, depuis tantôt
huit ou dix ans, par exemple, était porteur d'une insuffi-

sance mitrale ou d'un rétrécissement aortique vient d'avoir
une légère crise d'asystolie.

Mais ce premier triomphe que vient de remporter l'obstacle par sa seule présence, sera de courte durée si le sujet se trouve dans de bonnes conditions hygiéniques. Un
peu de repos suffira, la plupart du temps, pour faire tout
rentrer dans l'ordre.

Néanmoins, la maladie est entrée dans sa phase de lutte
incessante.

La tension artérielle qui est, comme nous le savons,
une des principales conditions causales de l'asystolie,
est troublée, et pour peu qu'un accident, quelque léger
qu'il soit, vienne irriter les poumons, on est pour ainsi
dire certain de voir céder les vaisseaux et se constituer
une nouvelle attaque d'asthénie cardio-vasculaire.

Nous nous proposons de déterminer autant que possible
la part qui revient à chacun des facteurs qui entrent en jeu
dans cette période de lutte, que les uns ont peut-être trop
exclusivement décorée du nom de période asystolique; qui
a reçu des autres le nom, beaucoup plus juste, de période
d'asthénie cardio-vasculaire; que M. le professeur Peter
appelle dans son langage plein de vie, la période dynamique des affections du cœur, et aussi la période d'asthénie
cardio-vasculaire.

C'est, on peut dire, la phase de transition de la lésion
sans maladie, à la maladie constituée.

Il est certains cas qui échappent à cette analyse; telles
sont, par exemple, ces affections à marche foudroyante,
qui, bien qu'ayant eu pour point de départ une phlegmasie franche, n'ont pas laissé aux produits inflammatoires
le temps de s'organiser et de passer à l'état chronique; de
constituer, en un mot, une lésion organique, mais ont évo-
lué de suite vers la dégénérescence du muscle et la ca-

·chexie cardiaque d'emblée. Telles sont certaines formes d'endocardites rhumatismales qui revêtent le type ulcéreux et tuent le malheureux qui en est atteint.

Voici une observation qui vient à l'appui de ce que nous avançons. Nous la donnons dè suite, nous réservant d'interpréter plus tard certains détails qui présentent un grand intérêt dans la question qui nous occupe.

Obs. V. — *Fièvre rhumatismale suivie d'une endocardite ulcéreuse mortelle.*

. B..., Louise, âgée de 51 ans, entre à l'hôpital Saint-Antoine le 4 juillet 1863, dans le service de M. Xavier Richard. Cette femme n'a jamais eu de maladie sérieuse, et en particulier jamais de rhumatisme. Elle dit être malade depuis 3 ou 5 jours : elle éprouve un malaise général, de la courbature, et quelques douleurs peu vives dans le genou, l'épaule et le coude du côté gauche. Ces douleurs sont assez peu intenses pour avoir permis à la malade de venir à pied à l'hôpital. On constate qu'il n'y a, au niveau des articulations douloureuses, ni rougeur ni gonflement. L'état général est hors de proportion avec l'état local ; la fièvre est vive, la peau chaude ; le pouls à 110, fort et tendu ; la langue légèrement chargée avec tendance à la sécheresse ; il y a de l'excitation cérébrale marquée par de la brusquerie dans les réponses. On diagnostique une fièvre rhumatismale, et on administre le sulfate de quinine à la dose de 1 gramme, puis 1 gr. 50. Il ne survient pas de changement jusqu'au 8 juillet ; la malade a été agitée pendant la nuit ; maintenant elle est abattue ; les douleurs articulaires sont peu intenses ; on constate, à l'auscultation du cœur, un léger bruit de souffle au premier temps, à la pointe et à la base. Le ventre est un peu ballonné et depuis hier la malade, jusque-là constipée, a eu une dizaine de selles diarrhéiques. La fièvre est vive, le pouls à 120, la langue sèche et rouge. A part la diarrhée, qui a diminué, tous les autres symptômes vont s'aggravant, et, le 11 juillet, l'état typhoïde est des plus prononcés : prostration, subdelirium, sécheresse de la langue, ballonnement du ventre ; le souffle au cœur est beaucoup plus marqué, et à la palpation on sent un léger frémissement à la pointe. Le lendemain, 12 juillet, la malade meurt sans avoir présenté de nouveau symptôme.

A *l'autopsie*, nous avons constaté une légère rougeur et un épanchement séreux peu abondant dans les jointures malades. Le pé

ricarde contenait aussi un peu de sérosité. Mais c'est dans les cavités du cœur que résidaient les principales altérations. La valvule
mitrale était rouge et boursouflée ; la substance musculaire du
cœur droit était rouge violacé, la valvule tricuspide gonflée ; dans les
valvules sigmoïdes du cœur droit, on trouve des exsudations plastiques, et à leur surface des ulcérations superficielles ; sur une des
valvules, le travail ulcératif a déterminé une perte de substance
avec perforation complète, et en un des points de la circonférence
de l'ulcération, on trouve flottant l'exsudat qui s'est complétement
détaché et qui s'enlève sous la moindre traction. Tous les autres
viscères ont été examinés ; aucun ne présentait d'altération importante.

On voit que dans ces circonstances il est pour ainsi
dire impossible de délimiter aucune phase, et surtout d'analyser la part que prennent les divers éléments, musculaire, inflammatoire, nerveux, à la production des différents symptômes de la maladie.

Mais, dans l'immense majorité des cas, les choses ne
se passent pas de cette façon, et l'observateur attentif et
sagace peut voir les détails de la lutte de l'organisme
contre la maladie ; faire la part des désordres fonctionnels
et des désordres purement physiques. Ce ne sera pas pour
lui, du reste, une vaine satisfaction d'amour-propre, car la
thérapeutique dépend de la saine appréciation des phénomènes morbides. On pourra voir, dans le chapitre suivant, quel parti M. Gubler a tiré de ces précieuses indications.

Il faut faire ici, comme nous l'avons déjà fait, du reste,
à propos des lésions sans troubles fonctionnels, une
distinction entre les lésions de l'orifice mitral et celles de
l'orifice aortique. Si l'on se trouve en présence d'une lésion aortique, par exemple, et que l'on constate une hyperthrophie considérable avec des battements exagérés,
quelquefois même des palpitations, il sera rationnel de
rattacher ces troubles et ces quelques symptômes fonction-

nels à la lésion aortique elle-même, qui est si rapidement suivie d'une hypertrophie ventriculaire, à cause de
l'obstacle qu'elle crée à la circulation artérielle.

Par contre, il sera de bonne pratique de porter la plus
grande attention aux premières attaques un peu nettes
d'asystolie dans les lésions de l'orifice mitral; car le retentissement direct que ces lésions produisent sur la petite circulation et le cœur droit jettent rapidement l'organisme dans un état de déchéance qui ne lui permet
plus de résister.

Dans les lésions aortiques, l'hypertrophie qui se montre
très-vite annule d'abord les désordres que pourrait
créer l'obstacle, tandis que dans la lésion mitrale l'hypertrophie ventriculaire ne remédie que bien imparfaite-
ment aux désordres mécaniques provoqués par une insuffisance, par exemple, et l'hypertrophie auriculaire encore
moins peut-être pour parer aux désordres créés par un rétrécissement.

Il est donc naturel de rapporter à la lésion la dilatation
et l'hypertrophie consécutives, et aussi les palpitations, qui
ne peuvent être rattachées à aucune crise d'asystolie. Certains auteurs attribuent encore volontiers à la lésion elle-
même les désordres circulatoires qui se manifestent par
la dilatation et l'insuffisance relative des orifices du cœur
droit; la coloration de la face, la céphalalgie, les bourdonnements d'oreilles, les troubles passagers de la vue, les
bruits intenses du cœur. Nous croyons que c'est faire la
part trop grande à l'influence mécanique, et trop restreindre l'influence vitale représentée par le muscle cardiaque, les nerfs du cœur et la tonicité vasculaire. Il est
bien probable que ces derniers entrent pour beaucoup
dans la production de ces désordres. Il est difficile, jusqu'à présent, de pousser plus loin l'analyse, et de sup-

puter dans quelle proportion chacun de ces éléments manifeste son action.

A propos du cœur droit, nous ne pouvons que répéter ce que nous avons déjà dit : il est presque toujours pris consécutivement, et il ne présente pas, à proprement parler, de lésions d'orifices telles que nous les entendons du moins en ce moment. Aussi ne nous y arrêterons-nous pas.

Les troubles qui, dans les maladies cardiaques à lésions oriques, relèvent de l'affaiblissement ou de la surexcitation du muscle et des vaisseaux, sont ceux que produit la dilatation du cœur droit; et notons que, pour que cette déchéance fonctionnelle passe du cœur droit au cœur gauche, pas n'est besoin toujours de l'intermédiaire de la grande circulation, car l'altération nutritive qui a son point de départ dans le cœur droit gagne le gauche par les fibres unitives. Dans ce cas, les troubles fonctionnels appartiennent ici au muscle, et s'ils ont eu pour point de départ une lésion des orifices du cœur gauche, ils retentissent sur lui, et l'on a alors la lésion cardiaque asystolique par excellence.

Tout ne se réduit pas à cette action sur le muscle par l'intermédiaire des fibres unitives ; il se fait dans l'organisme entier un travail de déchéance qui a pour point de départ les poumons et qui par le moyen du sang va porter ses ravages dans tous les organes, aussi bien sur le cœur que sur les autres.

Nous voulons parler de l'anoxémie que constitue d'emblée l'augmentation de tension vasculaire du poumon et la dilatation passive des artères.

On comprend dès lors les désordres qui se manifestent assez souvent à cette période, du côté des organes digestifs, des reins, etc. ; désordres qui pourraient passer faci-

lement pour de simples coïncidences, si l'on ne connais-
sait leur pathogénie et leur filiation avec l'affection cardiaque primitive.

Lors donc que vous vous trouverez en présence de ces
malades qui ont ces sensations ingrates d'anxiété précordiale, des palpitations fréquentes, nullement liées, cette
fois à la force des contractions du cœur, ni directement à
la lésion d'orifice, quand leur pouls sera petit, inégal, filiforme ; quand l'impulsion cardiaque sera faible malgré la
grande étendue de la matité précordiale, quand la force
de divers battements successifs sera très-inégale, et que
le point de la surface soulevée par le cœur ne sera pas le
même dans une série d'impulsions ; soyez convaincus que
vous êtes en présence des troubles fonctionnels qui dépen-
dent de l'asthénie cardio-vasculaire, que l'état du muscle
est en jeu, que l'hématose ne se fait plus comme à l'état
normal ; que vous approchez en un mot de la cachexie
cardiaque.

Auscultez le cœur, et vous trouverez les bruits diminués
d'intensité ; souvent d'une tonalité plus élevée. Ils seront
clairs, au lieu d'être étouffés comme ils l'étaient dans l'hypertrophie vraie.

Les autres phénomènes de l'asytolie ne tarderont pas à
paraître ; le moindre écart de régime, un léger refroidissement, tout leur sera cause occasionnelle pour se déve-
lopper.

Obs. VI. — *Affection cardiaque mitrale et aortique. Lésion rénale indéterminée. Albuminurie considérable.* Hôpital Saint-
Antoine, service de M. Fernet. Pavillon III, n° 20.

Adamy (Victorine), 18 ans, cannière.
Entrée le 9 février 1877, sortie le 24.
Antécédents. Cette jeune fille, d'une constitution moyenne, a

toujours eu une bonne santé : elle dit n'avoir jamais eu ni chorée, ni rhumatismes.

Depuis quelques mois elle éprouve, sans cause connue, un peu d'oppression, surtout en montant les escaliers ; il y a des palpitations cardiaques et souvent du mal de tête.

Le malaise a augmenté depuis trois semaines ; il est survenu un peu de toux, avec point de côté à gauche.

Quelques légers frissons, point de fièvre ni de sueurs.

L'appétit est conservé ; il n'y a pas de troubles digestifs.

État à l'entrée (10 février). La malade est rouge et un peu agitée : P. 120 régulier ; peau chaude.

La langue est un peu rouge, mais humide ; l'appétit est régulier ; il n'y a pas d'envie de vomir, pas de diarrhée.

Au cœur, on trouve une hypertrophie notable avec allongement du ventricule gauche ; la pointe du cœur bat très en dehors du mamelon dans le 6e espace intercostal ; les battements sont énergiques et précipités ; il y a un frémissement cataire confus, mais bien perceptible.

A la pointe du cœur on a un souffle bien intense presque râpeux, qui commence avec la présystole, remplace le premier bruit et se prolonge dans le petit silence ; le deuxième bruit est sourd et n'offre pas de dédoublement manifeste.

A la base (foyer aortique), on a un double souffle : le premier assez rude, bref, bien net, remplaçant le premier bruit ; le deuxième sourd et peu développé, sans caractère aspiratif.

A la partie moyenne de la région précordiale, on entend un frottement péricardique rude et intense qui se produit après la systole.

Le pouls est régulier, mais petit et mou, bondissant ; il n'y a pas d'athérome artériel. Les grosses artères du cou sont soulevées par les battements d'une manière tout à fait appréciable à la vue (danse des artères).

L'auscultation des carotides donne un souffle unique, isochrome à la systole cardiaque ; il n'y a pas de deuxième bruit.

On croit trouver le double souffle intermittent de Duroziez dans l'artère crurale.

La malade se plaint d'un peu de toux ; il n'y a pas d'expectoration appréciable ; dyspnée modérée au repos.

On trouve un peu de diminution de la sonorité à la base gauche, avec respiration soufflante, sans râles.

Les urines, peu abondantes, sont *fortement albumineuses*. Il n'y a pas de céphalalgie, ni aucun phénomène nerveux ; pas d'œdème périphérique.

Affection cardiaque avec détermination rénale.

Les jours suivants, l'éréthisme cardiaque se calme un peu : la malade se lève tous les jours et n'éprouve plus aucun malaise (urines, 500 grammes à peine).

Mêmes phénomènes d'auscultation au cœur.

15 février. — Même état : les urines augmentent un peu (800 grammes); le tracé sphymographique montre un pouls régulier, mais petit, à descente prolongée, onduleuse et incertaine.

19. — Mouvements cardiaques toujours précipités et tumultueux. P. 120 (infusion digitale 30 centigr.).

Le tracé sphygmographique est pris de nouveau dans la soirée, après l'action de la première dose; le pouls paraît déjà relevé. L'ascension systolique est plus élevée, la descente moins hésitante.

20. — Les urines augmentent de quantité (1100 grammes en 24 heures); depuis un jour ou deux elles sont très-colorées; on y reconnaît au microscope de nombreux globules sanguins et des granulations isolées.

Le dosage de l'urée donne pour les 24 heures 11 grammes.

24. — Même état. La quantité des urines varie entre 600 et 1100 grammes. État général assez satisfaisant.

Sortie sur sa demande le 24 février.

On trouve dans cette observation, un exemple très-net de troubles fonctionnels qui, les uns sont sous la dépendance des lésions et les autres sous celle de l'asthénie cardio-vasculaire et de l'anhematosie.

Il est certain que quelques-uns des désordres présentés par le cœur peuvent être mis sur le compte des lésions (aortique et mitrale); mais il faut nécessairement chercher une autre cause à la congestion pulmonaire; aux phénomènes cérébraux, aux troubles de l'uropoèse, et l'on ne peut la trouver que dans la déchéance qu'a commencé a produire l'obstacle à la respiration, grâce à l'altération du système circulatoire pulmonaire.

Nous sommes naturellement amené à parler de c symptôme, ou plutôt de cet ensemble symptomatique que Beau a décoré le premier du nom d'*asystolie*. Nous nous proposons d'examiner, dans un autre chapitre, quels

sont les faits cliniques qui ont conduit le médecin de la
Charité à édifier sa fameuse théorie ; ici nous ne voulons
que rappeler en quelques lignes l'ensemble phénomé-
nal qui a été désigné sous cette appellation.

Tous les auteurs ont parlé des modifications subies par
la circulation capillaire de la face, chez les malades en
proie à une attaque d'asystolie ; elle est injectée et présente une teinte vineuse, sillonnée de veinules vari-
queuses qui se voient surtout aux pommettes et aux ailes
du nez, au pourtour des lèvres ; les lèvres sont cyanosées.
Le fond du teint est d'un jaune blafard, les conjonctives
présentent une légère teinte subictérique.

Les paupières sont œdématiées et pour ainsi dire demi-
transparentes. Les jugulaires dilatées, flexueuses, animées
de battements ou seulement de soulèvements : l'anasarque
est générale et surtout aux membres inférieurs ; il y a de
l'ascite, l'anxiété respiratoire est extrême ; le moindre
mouvement l'exagère et le pauvre malade, les jambes pen-
dantes hors de son lit, est obligé de contracter violem-
ment les muscles respiratoires accessoires ; aussi le sommeil lui est devenu impossible ; car sitôt qu'il s'y livre,
il est pris d'un nouvel étouffement qui l'oblige à se tenir
réveillé.

La physionomie altérée exprime une angoisse perpé-
tuelle, l'œil est brillant, les narines dilatées ; le pouls filiforme.

Voilà, en abrégé, le tableau symptomatique d'un malade
en proie à une attaque d'asystolie.

La première conséquence de l'asystolie est d'intervertir
le rapport qui existe entre la tension artérielle et la tension veineuse.

Ici nous parlons de l'asystolie qui reconnaît pour cause
l'affaiblissement du cœur consécutif aux lésions oriques

et valvulaires ; mais nous allons voir, dans un autre chapitre, que cet affaiblissement du cœur et des vaisseaux,
cette déchéance organique peut aussi être la suite d'affections du cœur sans lésions d'orifices. Le résultat est le
même, les causes seules et la marche de la maladie ont
différé ; la thérapeutique peut trouver dans ces différen-
ces étiologiques quelques indications.

L'affaiblissement du cœur n'est même pas toujours nécessaire pour produire certains phénomènes qui sont évi-
demment du domaine de l'asystolie. Ainsi que l'a noté
Rigal dans sa thèse inaugurale *sur l'affaiblissement du cœur
et des vaisseaux dans les maladies du cœur*, l'affaiblissement des vaisseaux suffit (débilité vasculaire). Aussi, pour
que les manifestations périphériques de l'asystolie, telles
que les congestions, les hydropisies, les hémorrhagies, etc.,
puissent se produire, il faut non-seulement un cœur affaibli; il faut encore que les vaisseaux cèdent à la stase san-
guine. C'est de cette façon qu'on peut se rendre compte de
la localisation de certaines congestions, de certains œdèmes,
de leur intermittence, etc. Certains œdèmes peuvent même
se produire sans que le cœur soit en cause. M. le docteur
Ch. Fernet, mon maître dans les hôpitaux, n'a-t-il pas rap-
porté dans sa thèse inaugurale des cas d'œdèmes rhumatismaux siégeant soit dans le voisinage des articulations,
soit loin d'elles, et constituant une manifestation rhumatismale indépendante?

Nous relatons ici l'observation d'un homme qui présenta
des crises bien caractérisées d'asystolie consécutive aux
progrès d'un rétrécissement aortique et d'une insuffisance
mitrale.

Obs. VII. — Affection cardiaque (*rétrécissement aortique et
insuffisance mitrale*), accidents d'asystolie (asthénie cardio-

vasculaire). Hôpital Saint-Antoine, service de M. Fernet. Pavillon IV, lit n° 33 (45).

Gouillet (Alexis), 42 ans, journalier, entré le 8 novembre 1876, sorti le 1ᵉʳ février 1877, rentré le....

Antécédents. Il ne signale aucun antécédent de famille qui mérite d'être noté.

Il a eu la variole en 1856, a bien guéri et est retourné ensuite à la campagne où il a travaillé dans les champs. — Il remarquait parfois à cette époque que, le soir, ses jambes étaient enflées ; mais l'enflure disparaissait avec le repos et il ne s'en est pas inquiété. Cependant peu à peu il a éprouvé une gêne thoracique avec oppression croissante, toutes les fois qu'il faisait quelque exercice violent. — Plusieurs fois il a dû cesser son travail pendant dix à quinze jours ; au bout de ce temps les accidents se calmaient et tout rentrait dans l'ordre.

Il a pu continuer ainsi avec des précautions, jusqu'en 1870 : à cette époque, ayant travaillé aux ortifications de Paris, l'enflure a reparu et l'a obligé de nouveau à se reposer.

En 1874, nouvelle crise d'oppression à la suite d'un exercice exagéré ; pendant les années suivantes, quelques petits accès moins prononcés.

Au mois de mai 1870, il a eu une épistaxis très-abondante qui a duré trois heures. Au mois d'octobre, nouveaux accès d'oppression avec étourdissements fréquents ; le 2 novembre, épistaxis considérable suivie de syncope ; le 8, une nouvelle épistaxis s'étant déclarée, le malade entre à l'hôpital où on lui fait, séance tenante, le tamponnement des fosses nasales.

État à l'entrée. Le facies est pâle et profondément anémié ; il n'y a pas de bouffissure du visage. Les fonctions digestives s'accomplissent bien ; cependant les digestions, le soir surtout, sont parfois un peu pénibles ; les selles sont normales.

Le malade se plaint d'oppression ; il ne tousse pas ; la respiration est normale dans toute l'étendue des poumons ; pouls petit, mais régulier, sans fréquence. La pointe bat à un travers de doigt en dehors du mamelon, dans le sixième espace intercostal.

La matité précordiale est très-augmentée dans tous les sens ; il n'y a pas de frémissement à la palpation ; à l'auscultation, on entend à la pointe un souffle systolique intense, d'une extrême rudesse, occupant tout le premier temps ; ce souffle s'entend avec les mêmes caractères à la base du cœur, sans qu'on puisse dire où il a son maximum d'intensité ; le second bruit, difficilement perceptible, ne paraît pas autrement altéré.

Les urines sont abondantes, d'une coloration pâle; elles ne renferment pas d'albumine.

Il y a un très-léger œdème des membres inférieurs.

On suppose *une insuffisance mitrale* peut-être accompagnée de *rétrécissement aortique*.

Les jours suivants l'épistaxis est arrêtée : il y a un peu d'amélioration.

13 novembre. Une nouvelle épistaxis s'est produite pendant la nuit et a nécessité un nouveau tamponnement; le malade a perdu environ 500 grammes de sang; il est très-pâle, très-affaiblie; facies jaune-paille décoloré.

Les bruits du cœur ne sont pas modifiés : le souffle systolique s'entend dans presque toute l'étendue du thorax.

Les artères de l'avant-bras sont flexueuses, dures et rigides; le pouls, régulier, bat 96.

20 novembre. Le malade est toujours pâle et affaibli; il n'y a pas eu d'épistaxis nouvelles; l'appétit commence à revenir; les phénomènes cardiaques ne se modifient pas.

Il y a souvent des vertiges et tous les signes de l'anémie cérébrale. Les urines restent abondantes, claires : elles ne sont pas albumineuses.

19 décembre. Le malade a été pris cette nuit d'un violent point de côté à gauche. Ce matin la peau est chaude et moite : T. 39°; un peu de dyspnée.

L'examen du thorax donne à gauche, dans les deux tiers supérieurs du poumon, une diminution marquée de la sonorité avec respiration soufflante et râles crépitants nombreux.

20 décembre. Le point de côté a diminué : le malade est plus calme : les signes stéthoscopiques sont les mêmes qu'hier.

Il n'y a pas d'expectoration.

21 décembre. On entend un peu de souffle tubaire dans un point limité sous l'aisselle du côté gauche; râles crépitants à la périphérie.

Les crachats, peu abondants, sont légèrement visqueux.

22-31 décembre. Les jours suivants, les signes de congestion pulmonaire disparaissent rapidement, et le malade se remet peu à peu; mais il reste anémié et affaibli, le teint est jaune et décoloré.

15 janvier 1877. Un nouvel examen est pratiqué : les phénomènes cardiaques sont les mêmes qu'à l'entrée du malade : le souffle systolique, d'une intensité extrême, remplit toute la poitrine. En raison de l'état général, de l'absence d'œdème périphérique, de la pâleur habituelle du malade, etc., on présume qu'il s'agit d'un

rétrécissement aortique peut-être accompagné d'*insuffisance mi-trale*.

Sorti pour Vincennes, le 3 février.

A part les accidents asystoliques que présenta le malade qui fait le sujet de cette observation, il y a un fait très-curieux et qui montre combien les symptômes qu'on était auparavant habitué à subordonner les uns aux autres, avec un ordre pour ainsi dire invariable, sont souvent indépendants du centre circulatoire lui-même, qu'on voudrait toujours prendre pour point de départ seul.

Ainsi, notre malade a eu, à plusieurs reprises, des épistaxis assez considérables même qui alternaient pour ainsi dire avec les autres symptômes des attaques d'asystolie. On a soigneusement noté depuis longtemps les hémorrhagies pulmonaires comme complications des désordres cardiaques graves : peut-être l'hémorrhagie de la pituitaire était elle passée un peu inaperçue. On conçoit que si cette cause d'anémie s'ajoute à celles qui existent déjà, elle devra devenir à son tour une cause bien propre à accélérer la marche de l'affection vers sa fatale issue.

Les signes de l'affaiblissement cardio-vasculaire portent d'abord sur la présence des preuves physiques et des symptômes indiquant une diminution de la force du cœur; et, en second lieu, sur l'apparition de symptômes se rapportant à l'encéphale, et de modifications de la circulation cérébrale, soit par anémie du système artériel, soit par congestion du système veineux. Stokes, qui admet les deux causes que nous venons d'énumérer, en ajoute une troisième qui a pour objet les troubles respiratoires dus, en apparence, à la faiblesse du ventricule droit.

Le symptôme nerveux le plus important est l'apoplexie ou fausse apoplexie qui frappe si fréquemment les malades.

Elle se répète souvent, n'est pas suivie de paralysie : ce qui la distingue de l'apoplexie ordinaire.

Aussi, le professeur de Dublin conseille-t-il, dans ces cas, l'emploi des stimulants à l'exclusion des antiphlogistiques.

Ces attaques se rapprochent beaucoup de la syncope, et alors il est difficile de faire la part de ce qui revient au défaut de sang artériel et à la stase veineuse.

Au début des attaques d'asystolie, la forme syncopale domine. A la fin, c'est la forme apoplectique.

C'est un symptôme qui paraît lié à l'affaiblissement du cœur quelle qu'en soit la cause : dégénérescence graisseuse, lésion d'orifice, etc. « Jamais, dit Stokes, je ne l'ai vu se produire dans d'autres affections. »

Il est donc juste que nous lui consacrions ces quelques lignes.

Il consiste en une série d'inspirations de plus en plus fortes, jusqu'à un maximum d'intensité après lequel elles diminuent progresivement d'étendue et de force, et finissent par une suspension en apparence complète de la respiration.

Le malade peut rester dans cet état pendant assez long temps pour que les personnes qui l'entourent croient à la mort; puis une première inspiration faible, suivie d'une deuxième inspiration mieux marquée, commence une nouvelle série de mouvements respiratoires analogues à celle que nous venons de décrire. Stokes dit n'avoir jamais rencontré ce symptôme très-développé que dans les quelques semaines qui précèdent la mort du malade.

Il y a encore parfois suppression de l'acte respiratoire ou bien respiration très-profonde.

J'ai eu occasion de voir ces jours-ci une dame qui habite Paris et qui est affligée d'une obésité monstrueuse. Elle a depuis longtemps des crises d'asystolie ; depuis quelque temps elles ont pour ainsi dire cessé, mais pour reparaître sous une forme un peu différente. Il est à présumer que son cœur a une surcharge graisseuse et est probablement aussi dégénéré dans sa musculature ; du reste elle a été soignée autrefois pour une affection cardiaque grave. Eh bien, les symptômes énumérés par Stokes se reproduisent chez elle point pour point. J'ai assisté moi-même à une de ces crises, et j'ai pu vérifier de visu l'exactitude de la description du professeur anglais.

Peut-être a-t-il exagéré un peu quand il a fixé ces symptômes aux dernières périodes de l'affection. Des observations où des faits semblables sont relatés établissent que les malades ont vécu encore longtemps.

Le pouls peut être légèrement accéléré, intermittent par intervalles, sa force est parfois peu modifiée : voilà une première variété. Dans d'autres cas, le pouls est extrêmement faible, rapide, irrégulier (pulsus formicans), et c'est le cas le plus ordinaire.

D'autres fois enfin, le pouls est continuellement lent, battant de cinquante à trente pulsations et même moins, à la minute. Il faut admettre alors une action nerveuse qui aurait probablement le bulbe pour point de départ. Mr M. Raynaud est assez disposé à voir dans ces cas une influence qui a pour point de départ une anémie bulbaire. (Communication orale.)

Il a précisément, en ce moment, dans son service à Lariboisière un homme que nous avons vu et qui présente sous le rapport de la lenteur du pouls un exemple frappant. Nous donnons ici son observation que nous devons à la complaisance de notre collègue et ami Laurent.

Obs. VIII. — Rablat, âgé de 43 ans, lithographe, salle Saint-Landry, n° 26.

Cet homme n'a pas eu de maladies antérieures (il est sourd depuis l'âge de 3 ans), a toujours été en proie à un peu de dyspnée; ainsi, il éprouve de la difficulté à monter les escaliers, à courir, etc.

Mais depuis quelque temps, outre cette oppression habituelle, surviennent parfois des accès qui durent quelques minutes et qui sont caractérisés par des vertiges, des lipothymies, un état de congestion de la face; d'autres fois la face, au lieu d'être congestionnée, devient livide. Ajoutons à cela une céphalalgie vive qui précède l'accès et persiste quelquefois plusieurs heures après. Il éprouve aussi parfois des battements temporaux très-douloureux.

Mais en somme, ces accès n'ont pas de physionomie particulière; toutefois, depuis un certain temps le vertige, la pâleur de la face et la céphalalgie dominent la scène.

Il y a aussi des intervalles considérables entre ces accès; quelquefois ils se succèdent de jour en jour ou même plusieurs fois par jour sans interruption; puis vient un intervalle de santé parfaite qui dure des jours et des semaines.

Néanmoins depuis quelque temps les intervalles sont peu marqués.

Le pouls, qui n'est pas faible cependant, bat 25 pulsations à la minute.

Le cœur est un peu hypertrophié. Les battements sont réguliers, égaux.

A l'auscultation on distingue quatre bruits bien distincts qu'on ne peut rattacher à l'impulsion cardiaque, vu la lenteur des pulsations.

1er bruit, très-sourd, systole auriculaire;

2e — sourd, systole ventriculaire;

3e — clair, valvules sygmoïdes;

4e — (toc-toc avec le précédent), retour du sang par l'affaissement de l'aorte.

Les deux premiers bruits constituent un ronflement, les deux autres plus clairs sont très-rapprochés.

Il n'y a aucun signe de lésion valvulaire ou orique.

M. Raynaud, ainsi que nous l'avons dit plus haut, ferait jouer un certain rôle à l'anémie bulbaire dans la production de ces phénomènes.

Il nous reste à examiner maintenant l'état de l'impulsion cardiaque. Cette impulsion est lourde et lente. Elle se transmet à une large surface du thorax. Le premier bruit est quelquefois modifié, mais non le second.

Voici une observation tirée de l'ouvrage de Stokes et qui feront mieux comprendre que toutes les descriptions, les symptômes de l'affaiblissement du cœur par dégénérescence.

Obs. IX. — *Attaques pseudo-apoplectiques répétées sans paralysie consécutive ; pouls lent, accompagné d'un murmure vasculaire qui se propage dans l'aorte.*

Edmond Buttler, 68 ans, est admis à l'hôpital de Méath, 9 février 1846.

Il raconte que sa santé avait toujours été bonne, lorsqu'il y a trois ans il fut pris subitement d'une défaillance pendant laquelle il serait tombé si on ne l'eût soutenu.

Cet accident se répéta à plusieurs reprises dans la journée, sans qu'il fût suivi de rien de fâcheux. Depuis lors, les mêmes phénomènes se sont renouvelés, à des intervalles assez rapprochés, en tout plus d'une cinquantaine de fois.

Il n'y a rien de périodique dans leur invasion ni de régulier dans leur intensité.

Ces attaques étaient tantôt plus faibles, tantôt plus fortes et de plus prolongées. Elles ne sont provoquées par aucune des conditions qui ralentissent ou qui accélèrent les mouvements du cœur : un effort brusque, par exemple la distension de l'estomac ou la constipation.

Le malade est à peine averti de l'approche d'une attaque ; il sent, dit-il, un poids d'abord dans l'estomac, puis dans le côté droit du cœur, puis dans la tête. Là il fait explosion et disparaît avec un grand bruit ressemblant au tonnerre, en laissant le malade en proie à la stupeur. Souvent il y a en même temps une sensation de battements précipités du cœur. Pendant l'attaque, il n'y a ni convulsion ni écume à la bouche, mais Buttler s'est quelquefois mordu la langue.

La durée de la syncope dépasse rarement 4 à 5 minutes ; souvent elle est encore moins longue, mais pendant toute sa durée l'insensibilité est complète.

Brevet.

Jamais ces attaques n'ont été suivies d'accidents ni de rien qui ressemble à la paralysie.

.... Malade maigre, santé générale bonne, appétit bon, sommeil paisible. Les fonctions digestives ne laissent rien à désirer, les urines sont normales.

Il y a un peu de toux, intelligence intacte. Rien à la poitrine, si ce n'est quelque gros râles muqueux.

L'impulsion cardiaque est extrêmement lente, obscure, prolongée. Elle donne la sensation d'une contraction faible et lente en même temps.

Le premier bruit s'accompagne d'un murmure doux, se prolonge jusqu'au commencement du deuxième temps, qu'on entend très-distinctement le long du sternum et jusque dans les artères carotides. Le second bruit est également modifié, quoique plus légèrement, et cette altération se perçoit mieux à certains battements qu'à d'autres. Le pouls bat 28 fois à la minute ; il est prolongé et lent. Les pulsations artérielles sont visibles dans tout le corps, mais sont sans bruit anormal ; les artères paraissent être dans un état de distension permanente.

Tous les autres viscères sont en bon état. L'urine n'est ni acide ni alcaline, claire, limpide, D, 1010, pas d'albumine.

Il a eu deux menaces d'attaques pendant son séjour au lit et toutes deux ont été évitées par la manœuvre suivante :

Aussitôt que le malade ressent les premiers symptômes de l'accès, il se retourne rapidement et se place sur ses mains et sur ses genoux, en tenant la tête en bas ; par ce moyen il fait souvent cesser un état qui autrement se serait terminé par un accès. Plus tard on observe chez ce malade des pulsations remarquables des veines jugulaires. J'amais, dit Stokes, je n'ai vu de pulsations veineuses semblables.

Cette observation de Stokes est surtout intéressante parce qu'elle met en relief les symptômes principaux de la syncope qui est, selon lui, l'un des signes de l'affaiblissement du cœur.

Quant aux phénomènes du côté du tube digestif ils sont beaucoup moins constants que les précédents. Le premier est la congestion du foie (foie muscade) qui provoque une sensation de gêne et de pesanteur à l'hypochondre droit. On remarque aussi une teinte subictérique. Il y a de l'hyperémie gastro-intestinale, une sensation de barre à l'abdomen, de pesanteur. Les digestions sont irrégulières ; une constipation opiniâtre alterne avec des débâcles ; et on a l'occasion de voir quelquefois des hémorrhagies intestinales. On voit que tous ces symptômes donnés comme caractérisant l'affaiblissement du cœur sont surtout sous la dépendance de l'anoxémie et de l'anhématosie.

L'asystolie a une marche très-variable. Elle ne naît jamais ou presque jamais la première fois sous la seule influence du progrès de la lésion organique ; il faut une circonstance adjuvante, un écart de régime, une émotion pour lui servir de cause déterminante.

Elle atteint rarement ses limites du premier coup et ne s'établit pas définitivement ; elle cesse, au contraire, avec la cause qui l'a produite : aussi le repos est-il assez souvent un remède excellent pour la faire disparaître.

Cependant il y a des cas où la mort suit de près les premières attaques : nous en avons cité un cas dans ce travail. (Observ. IV.)

Il est quelques formes d'asystolie qui font penser que le pneumogastrique n'est pas étranger à certains phénomènes qui les accompagnent. Nous rappellerons, à ce propos, l'observation d'une femme chez qui les crises d'asystolie avaient certainement un côté nerveux.

Obs. X. *Rhumatisme articulaire.— Scarlatine.— Insuffisance et rétrécissement mitral. — Attaques d'asystolie.—* Hôpital Saint-Antoine, service de M. Fernet, pavillon III, lit n° 15.

Lartier (Marie), âgée de [47 ans, sans profession, entrée le 30 avril 1877.

Antécédents. Cette femme, d'une assez chétive constitution, est depuis longtemps sujette à des accidents rhumatismaux. Il y a 19 ans, elle eut une attaque de rhumatisme assez violente. Le cœur fut touché ; à peu près à la même époque elle fit une fièvre scarlatine, alors qu'elle était encore alitée pour ses douleurs rhumatismales. Elle sortit de l'hôpital guérie et ne conservant que quelques palpitations, sans dyspnée du reste.

Elle a eu après, à diverses reprises, des atteintes sérieuses d'arthrite rhumatismale subaiguë qui, dans la main gauche surtout, ont produit un commencement de déformation.

Elle avait repris ses travaux habituels et n'éprouvait absolument aucun trouble fonctionnel du côté du cœur quand, il y a deux ans, elle fut prise tout d'un coup au milieu d'une nuit d'un violent accès d'asthme cardiaque.

Depuis cette époque, les accès revenaient à peu près toutes les semaines et presque à heure fixe (5 à six heures du soir). Il y a 5 mois, les accès se rapprochèrent et finirent par se montrer tous les jours; ils duraient de 1/2 heure à 1 heure. Une fois passés, la santé redevenait bonne. Ces accès se traduisaient par de violentes palpitations, de la cyanose de la face et des extrémités, une sueur froide, du refroidissement général. La malade conservait entre les crises une oppression habituelle et croissante.

Disons, pour être complet, qu'il y a aussi deux ans environ qu'elle a cessé d'avoir ses règles; mais elle a eu fréquemment aux époques menstruelles des hémoptysies (supplémentaires?) assez abondantes. Depuis environ 6 mois, l'oppression que nous avons indiquée plus haut est accompagnée de toux et d'une expectoration muqueuse abondante; en même temps sa santé générale s'est altérée; elle a perdu l'appétit et les forces, elle a beaucoup maigri. L'oppression, malgré le repos, n'a fait qu'augmenter; les urines sont devenues rares et troubles; il ne s'est pas produit d'œdème des jambes.

État actuel. La malade, pâle et amaigrie, se plaint d'une dyspnée très-pénible; la respiration est courte, fréquente et anxieuse, l'expectoration muco-purulente est souvent striée de sang. Le cœur est manifestement hypertrophié, la pointe bat dans le 6e espace intercostal en dehors du niveau normal; pulsations régulières, mais inégales: 80. A la pointe on obtient un frémissement cataire; au même foyer, l'oreille perçoit un souffle prolongé qui commence avec la présystole, remplace le premier bruit et se continue dans le petit silence; il n'y a pas de dédoublement appréciable du 2° bruit; à la base, les battements et les bruits paraissent normaux.

Au thorax, on constate une diminution notable de la sonorité au sommet droit, avec respiration soufflante et quelques râles sous-crépitants fins; à la base des deux côtés, la sonorité est exagérée, il y a des râles sibilants et sous-crépitants mélangés.

Les fonctions digestives sont languissantes ; constipation. Les urines, rares et troubles (300 gram.) sont légèrement albumineuses. D'après cet ensemble on diagnostique une lésion mitrale (insuffisance et sténose) avec désordres fonctionnels du cœur, sans *altération actuelle de la circulation générale.*

Bronchite avec congestion pulmonaire, engorgement suspect du sommet droit.

(Traitement : chiendent, 20 ventouses sèches, régime lacté.)

3 *mai.* L'oppression tend à augmenter. La malade se plaint de palpitations qui produisent une insomnie fatigante ; le pouls assez régulier, mais inégal et dépressible, bat 92. Le tracé sphygmographique, à ligne ascensionnelle oblique et faible, à ligne de descente onduleuse, à pulsations inégales, représente bien une lésion mitrale complexe. Les phénomènes stéthoscopiques du côté du cœur n'ont pas varié.

Urines troubles, chargées de phosphates, 400 gr. (D, 1024) renferment : urée 12 gr. albumine, traces.

Julep au bromure de potassium, 3 gr.

5 mai. — Il y a de l'amélioration ; la dyspnée est moindre et la diurèse augmente un peu. — Urines 700 gr. — Urée 16,50.

Les jours suivants le mieux continue, et la malade peut rester levée une grande partie de la journée.

31 mai. — Sans cause connue la malade a été prise vers six heures du matin d'un accès de suffocation très-violent : les battements du cœur sont tumultueux et très-rapides ; le souffle prolongé de la pointe s'entend avec une grande force. Les respirations sont courtes, pressées, haletantes. La face est pâle et les lèvres légèrement cyanosées. L'examen du thorax ne fait rien découvrir qui justifie cette dyspnée excessive ; la sonorité, sauf au sommet droit, est partout satisfaisante ; l'inspiration est rude ; mais accompagnée de peu de râles ; — il est donc probable qu'il s'agit d'une dyspnée nerveuse (injection de morphine 0,01 centigramme).

L'injection calme rapidement l'accès et la malade rentre dans son état ordinaire.

4 juin. Nouvel accès de dyspnée analogue au précédent et tout aussi peu explicable d'après l'état des poumons ; il est calmé de même par une injection de morphine.

5 juin. Nouvel accès de dyspnée, plus intense, plus prolongé que les précédents. R. 64 par minute. Le pouls assez fort et régulier bat 120.

Toujours un peu de congestion pulmonaire du côté droit, du reste rien à noter. Mêmes phénomènes au cœur.

L'auscultation pratiquée sur le trajet de l'aorte descendante (dans l'hypothèse d'un anévrysme) ne donne aucun résultat.

(Infusion tilleul; inhalations d'éther, injection de morphine. 12 ventouses sèches à la base droite.)

6 juin. L'oppression est ce matin un peu moins forte, et les mouvements respiratoires sont moins précipités ; — on distingue des râles fins et nombreux dans toute l'étendue du poumon droit, tant en avant qu'en arrière.

Urine 300 gr. D, 1025, urée 8,50, albumine 0,60 centigrammes.

(Nouvelle application de ventouses). Les mêmes accidents se répètent les jours suivants, à plusieurs reprises; il y a des signes de congestion pulmonaire droite généralisée ; de plus les urines sont toujours rares.

9 juin. — Urines 300 gr. Urée 9,70.

12 juin. — Urines 250. Urée 5 gr.

On continue le même traitement, et une injection sous-cutanée de morphine est pratiquée tous les matins.

. Au bout d'une semaine environ, les accès de dyspnée se calment progressivement, et il se produit un mieux très-marqué. L'appétit revient un peu. Au cœur le souffle mitral persiste, tantôt très-fort, tantôt à peine perceptible, les bruits de la base ne sont pas modidifiés. Les urines restent peu abondantes.

5 juillet. Urines 600 gr. D, 1020. Urée 10,80; albumine?

Trois choses sont surtout remarquables dans ces observations : la première, c'est la forme toute spéciale que prennent les attaques d'asystolie, et leur fréquence; la seconde, c'est le maintien de la circulation générale en présence d'une lésion mitrale aussi ancienne que l'est celle de cette femme; et la troisième le soulagement que procurent les injections de chlorhydrate de morphine. Nous aurons occasion de revenir sur ces faits à l'occasion des causes qui peuvent, dans certains cas de malaise du cœur sans lésions oriques, produire des attaques d'asystolie.

Nous nous sommes longuement étendu sur les désordres fonctionnels qui marquent la seconde période des affections du cœur. Il résulte de la discussion des faits apportés par nous et de l'opinion des auteurs que les lésions elles-mêmes ont une part bien faible dans la production des troubles fonctionnels qui sont surtout revendiqués par les lésions de l'appareil circulatoire, l'épuisement nerveux et en dernier lieu par le cœur lui-même sur lequel rejaillissent en définitive toutes ces causes. C'est alors qu'il entre dans la phase de dégénérescence marquée, nous l'avons vu, par un ensemble de symptômes bien étudiés par Stokes et sur lesquels nous croyons avoir suffisamment insisté.

C'est pour n'avoir pas envisagé les grands aspects sous lesquels se présentent les affections du cœur que l'on a compté par dizaines des lésions qu'on a décorées du nom de maladie, de sorte qu'on n'a guère sur les anciens que l'avantage de multiplier les entités morbides d'après les lésions, au lieu de les multiplier d'après les symptômes, tandis qu'en ne séparant pas l'organe de la fonction on envisage les modifications anatomiques principalement dans leurs rapports avec l'empêchement qui en résulte pour son jeu normal (Raynaud).

CHAPITRE III.

DES MALADIES DU CŒUR SANS LÉSIONS ORIQUES OU VALVULAIRES.

Nous venons de voir ce qu'on peut appeler la période d'état des affections cardiaques, quand il y a lésion organique de l'appareil cardio-vasculaire. Mais il existe une maladie du cœur sans lésions d'orifices ou de valvules, qui se termine comme l'autre par l'asthénie cardio-vasculaire, la cachexie cardiaque, et la mort.

« C'est dans les conditions vitales et organiques de la fibre musculaire, a dit Stokes, que se trouve la clef de la pathologie cardiaque : quelle que soit en effet l'affection que l'on ait sous les yeux, ses symptômes dépendant uniquement de l'énergie ou de l'affaiblissement du tissu musculaire du cœur, de sa paralysie ou de son irritabilité, de l'état d'intégrité ou d'altération de ses éléments anatomiques. » Stokes *loc. cit.*

Ainsi, à supposer qu'il n'y ait pas d'obstacle, si par le seul fait de sa déchéance fonctionnelle, le cœur devient incapable de se mouvoir, le mal est le même que s'il excitait un obstacle non compensé. « C'est là le côté vraiment médical des maladies du cœur, c'est par là qu'elles appartiennent à la thérapeutique (Raynaud, article *Cœur* du Dict. de Jaccoud).

Nous nous sommes occupé jusqu'à présent des affections du cœur qui reconnaissent pour point de départ une lésion d'orifice ou de valvule : nous avons vu, dans un premier chapitre, comment la lésion peut naître, s'établir, passer à l'état organique sans que l'obstacle créé par elle amène des troubles fonctionnels ; et, cela, quoi qu'on en ait dit, grâce surtout à l'hypertrophie, tout au moins dans sa première phase.

L'équilibre, pour une raison ou pour une autre, a été rompu, alors sont survenus quelques troubles fonctionnels de peu de durée d'abord et justiciables d'une médication facile ; mais peu à peu, devenus beaucoup plus fréquents et plus invétérés. Alors les symptômes terribles de l'asystolie ont envahi la scène, suivis de leur cortége de complication, et finalement de la cachexie cardiaque. C'est là, nous devons le dire, le mode le plus habituel des maladies du cœur. Une inflammation, qui est elle-même le plus souvent sous la dépendance d'une diathèse, ouvre la voie.

Elle peut disparaître, mais rarement sans laisser des reliquats sur lesquels viendra s'enter, pour ainsi dire, une nouvelle poussée, qui, cette fois, laissera des traces indélébiles de son passage. Puis la lésion compensatrice viendra pour un temps annuler l'obstacle ; le patient en sera quitte pour quelques palpitations plus ou moins incommodes, pour un peu de dyspnée que le repos fera promptement disparaître.

Mais, vienne le plus léger accident, un refroidissement parfois insignifiant, passé même inaperçu, une émotion morale un peu vive, des excès de quelque nature qu'ils soient : une crise d'asystolie apparaît suivie bientôt d'une autre, qui, cette fois, ne semble avoir d'autre cause pour reparaître que la disparition de la précédente.

Ces attaques, d'abord assez peu fréquentes, se rapprochent de plus en plus et finissent par faire partie de l'existence du patient.

Mais les choses ne se passent pas toujours ainsi : voici un homme qui vient de faire une fièvre typhoïde, sa santé en a été profondément troublée ; on a observé chez lui les symptômes d'asthénie cardio-vasculaire qui se manifestent si souvent dans le décours d'une dothiénenterie. Le malade est en pleine convalescence, et pourtant il continue à avoir son cœur malade. Il est essoufflé au moindre effort, il a des palpitations, de la gêne à respirer; le soir, ses jambes sont un peu enflées ; mais le repos fait vite disparaître tout cela. La percurssion et l'inspection montrent un cœur augmenté de volume, dont les battements sont parfois faibles et les bruits sourds. Mais il n'y a pas de souffle, rien qui indique que les orifices ou les valvules si souvent en cause, soient lésés. Et pourtant, on verra à courte échéance ce malade succomber à une affection cardiaque des plus évidentes, et l'autopsie viendra confirmer ce que l'on avait prévu : l'absence des lésions oriques ou valvulaires.

Voilà une manière de contracter une affection du cœur bien différente de celle que crée le rhumatisme articulaire aigu ou la goutte par exemple.

C'est cette physionomie nouvelle des affections cardiaques que nous allons essayer de mettre en relief dans ce chapitre. Nous verrons que cette affection mérite une place à part, car sa genèse, son évolution, sa marche, diffèrent assez notablement de celles que présentent les affections qui ont pour point de départ un obstacle mécanique au cours du sang.

Nous ne pouvons aborder l'étude si importante de la dernière étape des maladies du cœur, sans jeter un coup d'œil sur les luttes doctrinales auxquelles elle a donné lieu.

Stokes est un des auteurs qui ont commencé à mettre en relief le rôle considérable que jouait le muscle cardiaque dans les affections de cet organe, et la part qui lui revenait dans les dernières périodes de la maladie. Pour lui la dégéneréscence du muscle cardiaque qu'elle soit primitive ou qu'elle survienne à la longue, après une lésion orique ou valvulaire, est toujours l'aboutissant de toute affection du cœur arrivée à la phase des troubles fonctionnels permanents et des complications éloignées. On peut dire que son ouvrage, qui est le fruit d'une longue pratique et d'une sagacité remarquables, est un long plaidoyer en faveur de cette proposition. Aussi la recherche des lésions oriques et valvulaires, et l'importance qu'on leur attribuait sont-elles un peu laissées de côté par lui. C'était un juste retour aux idées qui doivent dominer la pathologie cardiaque.

Gendrin, dans ses *Leçons sur les maladies du cœur* (1841-42), malheureusement demeurées inachevées, avait cherché la raison de ce qu'on est convenu d'appeler symptômes éloignés ou rationnels des maladies du cœur, tels que les congestions, les hydropisies, les hémorrhagies, les troubles fonctionnels de l'organe lui-même ; et, dans une leçon sur les palpitations qui sont si fréquentes à toutes les périodes de cette maladie, il disait : « Les palpitations ne sont en réalité que l'expression de l'irritabilité du cœur, d'un trouble ou d'un excès d'action de cet organe sous l'influence du système nerveux ou de la stimulation que le sang exerce physiologiquement sur l'appareil circulatoire devenue accidentellement trop vive : telles sont les palpitations qui se montrent à la suite de l'ingestion des boissons alcooliques, celles qui se manifestent comme phénomènes de consensus dans l'hystérie, dans les affections de matrice ou d'estomac,

ou celles encore qui résultent de certains états pathologiques, de certains troubles de l'innervation.....

Lorsqu'elles sont liées à un état organique du cœur elles
se montrent à peu près avec les mêmes caractères, c'est-à-
dire, comme des phénomènes purement nerveux, indépen-
damment de tout état pyrétique. La manifestation des palpitations chez les individus atteints de maladies organiques
du cœur est néanmoins souvent liée à un état fébrile dont
elles constituent un des symptômes. Les palpitations indiquent alors que le cœur participe à la surexcitation du
système vasculaire avec d'autant plus d'activité que cet
organe doit à son état de maladie une activité de contractilité insolite et une irritabilité exagérée.

Et le professeur termine par cet aveu :

« L'appréciation exacte de l'origine et des causes immédiates des palpitations est extrêmement difficile et souvent
impossible. On ne peut déterminer la cause immédiate des
palpitations qu'à l'aide des signes fournis par l'auscultation
qui sont les seules bases des indications et qui doivent toujours entrer comme éléments principaux dans le diagnostic. »

On trouve implicitement faite, dans cette page sur les
palpitations, la distinction entre ce que l'on appelle aujour-
d'hui les palpitations organiques et les palpitations inor-
ganiques, mais l'idée du pathologiste est encore hésitante
et il ne semble pas avoir nettement délimité ces deux causes
qui changent pourtant considérablement la valeur séméio-
logique des palpitations. Le rôle que joue incontestablement
la diminution de la contractilité cardiaque reconnaissant
pour origine une dégénérescence du muscle n'est pas non
plus indiquée. Voilà donc l'idée que l'on se faisait à cette
époque de ce symptôme.

Si nous passons maintenant aux symptômes rationnels

proprement dits, nous allons voir que Gendrin s'éloigne beaucoup des idées de Beau et de Stokes sur l'appréciation qu'il donne de leur cause.

L'anasarque, qui constitue le symptôme le plus prononcé des maladies du cœur graves et qui approchent de leur terme fatal, semble, au premier aperçu, s'expliquer facilement par l'obstacle que les altérations du cœur apportent à la libre circulation du sang et par les dérangements fonctionnels qui proviennent de ces obstacles. On ne peut nier que ce soit là réellement les causes de l'anasarque; mais en y réfléchissant, l'on est amené à reconnaître qu'elles sont insuffisantes pour produire seules cette grave affection qui a nécessairement d'autres causes immédiates.

Et, pour prouver l'insuffisance de l'obstacle à produire ces troubles, il cite les anasarques qui paraissent et disparaissent sans que la lésion du cœur ait changé; il montre la différence qui existe souvent entre la gravité et l'étendue de la lésion cardiaque et la gravité ou l'étendue de l'anasarque, « si bien, dit-il, que l'on voit succomber après une anasarque des plus étendues des sujets qui n'ont qu'un faible degré de rétrécissement de l'orifice auriculoventriculaire gauche par exemple, tandis que chez d'autres où la mort a été aussi le résultat de la maladie du cœur, il y a eu à peine de l'œdème aux extrémités, quoiqu'on trouve sur le cadavre un rétrécissement porté presque jusqu'à l'oblitération de l'orifice auriculo-ventriculaire gauche. »

Il ajoute, pour corroborer son opinion, que l'anasarque survient quelquefois tout d'un coup à la suite de la moindre cause occasionnelle, quoique la maladie du cœur ne présente pas pour cela de l'aggravation.

Les évacuants, dit-il enfin, tantôt font disparaître l'anasarque, tantôt ne font rien.

Et cette dernière remarque de Gendrin est des plus in-
structives ; car elle montre comment la fausse appréciation
où l'on était alors de la véritable cause de ces symptômes
rationnels pouvait déteindre sur la thérapeutique, et l'en-
gager dans une voie déplorable. Car il n'est pas douteux
que la digitale, administrée dans des états tout à fait opposés, ne doit pas produire toujours les mêmes effets.

A quoi Gendrin rattachait-il donc ces symptômes inex-
plicables, et avec raison, par l'existence seule de l'obstacle ?

« L'anasarque n'est pour nous que le symptôme d'une
véritable cachexie introduite dans l'organisme avec une
rapidité variable, par la continuité du trouble de la circulation et de la respiration occasionné par les maladies du
cœur. »

C'est dans toutes les variations appréciables de ces nombreuses conditions (d'imperfections de l'hématose et de la
circulation, d'âge, de maladies accessoires, etc.) que se
trouve la cause du plus ou moins de rapidité de l'intensité
variable avec laquelle se manifestent les anasarques.

Cette cachexie cardiaque est appelée par Gendrin cachexie séreuse ; c'est par elle qu'il explique aussi les épanchements pleurétiques, péritonéaux et péricardiaques ; et à
leur tour, les hydropisies réagissent sur le centre circulatoire et respiratoire pour en entraver mécaniquement
le jeu.

Nous ne pouvons nous empêcher de citer encore cette
phrase qui montre quelle sagacité Gendrin avait su apporter dans cette question sur laquelle il régnait encore à cette
époque tant d'obscurités.

« Le médecin qui veut bien apprécier les symptômes
des maladies du cœur et qui veut se rendre raison de tous

leurs accidents doit, par conséquent, porter la plus grande
attention à constater l'état de la circulation pulmonaire.
Cette circulation fait seule équilibre à toute la grande circulation; c'est en elle qu'on trouve le point de départ,
comme c'est en elle qu'on trouve les premiers indices de
tous les accidents les plus graves des maladies du cœur. »

Ce qui ressort le plus clairement de ces vues de Gendrin,
c'est l'insuffisance de la théorie mécanique des obstacles
pour l'explication des derniers phénomènes auxquels Beau
va aussi donner un nom nouveau, en lui imposant celui
d'*asystolie*.

Comme Gendrin, comme Stokes, comme Hope, etc.,
Beau avait été frappé de l'antagonisme, pourrait-on dire,
qui semble, dans certains cas, exister entre l'expression
phénoménale des affections du cœur et les lésions anatomiques que l'on rencontre à l'autopsie.

La nécropsie, ainsi qu'il l'avait remarqué, venait souvent donner des démentis à ceux qui avaient voulu préci-
ser le diagnostic anatomique des affections cardiaques, ou
bien les lésions n'étaient point du tout en rapport avec les
symptômes, soit que ceux-ci fussent beaucoup trop intenses
pour pouvoir être expliqués par une lésion à peine appréciable, soit que l'inverse se rencontrât.

On voit que Beau secouait, lui aussi, le joug et les errements de l'anatomisme pur, pour donner aux phénomènes
dynamiques la place qu'ils méritaient.

Ce que Gendrin avait mis sur le compte de la cachexie
séreuse, Beau le rattacha à ce qu'il appela le premier du
nom d'*asystolie*.

Nous-ne saurions mieux faire que de le laisser parler :
« Nous croyons pouvoir (Beau, *Traité expérimental et clinique d'auscultation appliquée à l'étude des maladies des
poumons et du cœur*, 1856, page 322) appeler *asystolie*,

l'ensemble des symptômes exposés précédemment, à savoir : l'injection rouge ou violette de la face, la bouffissure des paupières, le gonflement des veines jugulaires externes, le pouls des jugulaires externes et internes, la petitesse du pouls artériel, le sentiment de pesanteur et de douleur à la région épigastrique et précordiale, la dyspnée, les palpitations, les congestions et les hémorrhagies viscérales, l'hydropisie. Nous donnons à ces symptômes le nom d'asystolie, en comprenant aussi sous cette dénomination l'insuffisance de la systole qui en est *le point de départ et l'unique cause.*

« L'asystolie est donc une altération de fonction qui vient s'ajouter ou non aux différentes lésions anatomiques du cœur. »

On ne peut retirer à Beau le mérite d'avoir donné un nom à un groupe de symptômes si naturels et si importants, et malgré l'insuffisance de cette expression (asystolie), qui en somme n'indique qu'un côté de la question, il est juste de dire qu'elle a été adoptée depuis lui par la plupart des pathologistes.

Est-ce à dire que les observateurs tels que Laennec, Corvisart, Bouillaud, Gendrin, Stokes, aient laissé passer inaperçu cet ensemble symptomatique ?

Non, certes, car avant Beau, Corvisart avait insisté sur ce qu'il appelait dans les maladies du cœur « le *facies propria* ». Stokes, qui a si bien fait ressortir le rôle important de la contractilité du muscle cardiaque dans la marche des affections du cœur, avait déjà parlé du « *weakness or déficient muscular power of the heart* ; Racle, dans son excellent *Traité de diagnostic médical,* avait désigné les divers phénomènes d'ensemble des maladies du cœur par le nom de *type cardiaque.* Peut-être les auteurs qui prétendent que Beau a fait de l'asystolie une entité patho-

logique ont-ils exagéré sa pensée ? Ce n'est pas du moins
ce qui semble ressortir de la lecture de son livre. Il est
évident que la conception qu'il se faisait des causes productrices de l'asystolie ne serait plus exacte aujourd'hui. Car
il laissait complétement de côté un facteur important que
M. Rigal a bien développé dans son excellente thèse : *Sur
l'affaiblissement du cœur et des vaisseaux dans les maladies
cardiaques*, 1866 : nous voulons parler de l'*asthénie vasculaire*. M. Peter a cherché et très-heureusement trouvé
un mot pour exprimer le rôle que jouent à la fois le cœur
et les vaisseaux dans ce consensus, et le terme d'*asthénie
cardio-vasculaire* qu'il a imposé à cet ensemble symptomatique est très exact.

Nous aurons du reste occasion de revenir sur les vues
toutes nouvelles de ce professeur touchant les affections
cardiaques.

Disons, pour en finir avec la conception de Beau, que la
manière dont il expliquait l'asystolie survenant à la suite
des obstacles mécaniques était très-naturelle.

Le cœur subissait d'abord l'hypertrophie providentielle ;
mais arrivait un moment où cette hypertrophie consécutive finissait par se laisser fléchir et l'asystolie était créée.

Quant à l'asystolie qui se montrait sans avoir été précédée de la lésion orique ou valvulaire, il l'expliquait par
une diminution primitive de la contractilité cardiaque.

« Ainsi donc, dit-il, diminution de la force contractile
d'une cavité de cœur, ondée franchissant incomplétement
l'*obstacle normal* (soulèvement des valvules) qui se trouve
à son orifice de sortie, dilatation de cette cavité, puis hypertrophie de ses parois : telle est la série des différentes
lésions fonctionnelles et anatomiques qui se succèdent habituellement en cette circonstance. »

On voit que les vues théoriques finissaient par empiéter

sur les données de l'exacte observation, chez le savant professeur de la Charité.

Quoi qu'il en soit, parmi les causes de l'asystolie, celles qu'il rattache aux maladies pulmonaires qui agissent sur les cavités droites, puis sur les gauches, montrent que Beau avait eu une idée très-nette de la marche anatomique de l'affection, dans ce qu'il appelait, dans son langage pittoresque, un *cœur forcé*.

Rappelons encore qu'il mettait l'*anémie globulaire* et les *émotions morales* au nombre des causes productrices de l'asystolie.

A propos de l'asystolie reconnaissant pour point de départ une affection pulmonaire, nous croyons devoir placer ici l'observation suivante, qui fera voir nettement l'enchaînement des symptômes et la marche de l'affection.

Obs. XI. — Asthme et emphysème, *cœur forcé* (asystolie), rémission prompte. — Hôpital Saint-Antoine, service de M. Fernet, pavillon III, lit n° 6.

Liramon (Madeleine), cinquante et un ans, journalière, entrée le 24 janvier 1877, sortie le 19 février 1877.

Antécédents. Cette femme, habituellement bien portante, est depuis près de vingt ans atteinte d'asthme avec emphysème pulmonaire ; grande oppression après le moindre exercice, accès nocturnes de suffocation qui l'obligent à sauter de son lit pour courir à la fenêtre. Jamais de rhumatismes.

Depuis trois mois environ l'oppression habituelle a augmenté, il s'y est joint une toux fréquente ; à plusieurs reprises la malade a craché du sang (en petite quantité). L'appétit a diminué, il n'y a pas eu de troubles gastro-intestinaux.

Les envies d'uriner sont très-fréquentes ; le sommeil est rendu impossible tant par cette cause que par la dyspnée.

État à l'entrée. Le facies de la malade est caractéristique : le visage rouge, bouffi, variqueux, est presque cyanosé, il y a de l'angoisse respiratoire et même de l'orthopnée ; la langue est un peu violette.

Le pouls régulier bat 96 ; au cœur on reconnaît une hypertrophie considérable, la pointe battant très en dehors du mamelon au niveau du sixième espace intercostal. Les battements sont faibles et difficiles à percevoir : bruits normaux à la base; à la pointe on entend un souffle systolique dont le maximum d'intensité est au niveau de la partie inférieure gauche du sternum, ce qui semble indiquer une insuffisance de la valvule tricuspide.

Les veines jugulaires distendues montrent nettement le phénomène du pouls veineux. Le foie est gros et déborde assez fortement les fausses côtes; on ne perçoit pas de battements hépatiques. Il y a un œdème peu marqué avec vénosité des membres inférieurs. L'examen de la poitrine donné une sonorité tympanique avec silence respiratoire aux deux sommets en avant; en arrière la sonorité est exagérée dans toute la hauteur des deux côtés. En quelques points circonscrits on trouve un son plus clair à la percusaion avec quelques bouffées de râles sous-crépitants fins.

Urine fréquemment et en petite quantité; léger nuage d'albumine.

Cœur forcé, asthme et emphysème, régime lacté.

25 janvier. La malade est un peu moins oppressée, mais il y a une cyanose marquée de la face et des extrémités.

26 janvier. La malade a passé une mauvaise nuit : dyspnée extrême. Elle ne veut pas prendre de lait; potages.

27 janvier. La cyanose diminue un peu, la journée d'hier a été meilleure : il y a plus de calme et la respiration est plus facile. Le pouls est inégal à 80.

28 janvier. Il y a beaucoup moins de dyspnée; les râles disséminés dans la poitrine ont presque entièrement disparu; presque plus d'œdème des jambes. P. 76, encore un peu inégal (potion eau de laurier-cerise, 4 grammes).

29 janvier. Les signes d'insuffisance tricuspidienne diminuent rapidement; le souffle cardiaque est beaucoup moins intense; la dilatation des veines jugulaires a beaucoup diminué. Dyspnée moindre.

30-31 janvier. Même état, nuit plus calme. Il y a encore un peu de congestion de la face qui s'empourpre au moindre effort.

Appétit assez bon, mais la malade ne veut pas de lait.

1er-5 février. La dyspnée a presque disparu; le sommeil devient possible. Il y a un peu d'appétit. Constipation prononcée.

Lavement huileux, suivi de :

> Teinture de jalap : 10 grammes.
> Sirop de nerprun : 20 grammes.

5 février. Le purgatif a produit des selles abondantes.

6-10 février. La convalescence continue; les urines sont plus abondantes et ne contiennent pas d'albumine.

La malade demande sa sortie; sortie pour le Vésinet le 19 février.

Voilà, ce nous semble, un cas type d'asystolie causée par une lésion pulmonaire. Mais on nous permettra de faire remarquer que, pendant vingt ans, tout s'est borné à de l'oppression et à quelques palpitations. Il a fallu que le système de la petite circulation fût forcé pour que l'asthénie vasculaire fût constituée; en un mot, pour que les premiers symptômes d'une attaque franche d'asystolie se déclarassent. On entrevoit déjà le rôle que jouent ici les vaisseaux. « On peut dire, d'une manière générale, que dans les affections du cœur un acte morbide est presque toujours le résultat de plusieurs causes; seulement, l'une d'elles est indispensable, les autres ne sont que secondaires. Pour nous, la cause indispensable est l'asthénie vasculaire. Les causes secondaires sont la cachexie, les altérations du sang, les obstacles à la circulation intra-cardiaque et l'affaiblissement du cœur. Ces causes ont assurément sur le degré des congestions et des hydropisies une influence considérable. » (Rigal, loc. cit.)

Ces vues nouvelles sur la genèse des symptômes rationnels des maladies du cœur ont été très-clairement exposées par M. le professeur Peter dans sa *Clinique médicale*.

« Le malade qui succombe à une affection du cœur, succombe bien moins à une altération de son cœur qu'à celle de son *sang*. Et nous voici bien loin déjà, vous le voyez, de la doctrine de l'asystolie, dont j'espère vous démontrer l'insuffisance. »

« L'individu qui meurt d'une maladie de cœur ne succombe pas à une asystolie, mais à une *asynergie générale*. »

M. Peter divise la maladie cardiaque en trois phases :

La première, qu'il qualifie du nom de *phase physique*, comprend le temps qui s'écoule depuis le moment où, à la suite d'une lésion d'abord purement limitée au cœur et amenant tout au plus, et de temps en temps, quelques palpitations et quelque gêne momentanée de la circulation, les vaisseaux finissent par perdre leur élasticité puis leur contractilité, et à rompre les rapports normaux de la tension artérielle et veineuse.

Après cette phase purement physique apparaît une autre phase appelée *chimique*, dans laquelle les troubles de l'oxygénation du sang dominent la scène. Cette phase amène l'anoxémie et des troubles considérables du côté du système nerveux de la vie de relation et du système nerveux trophique. Il n'y a plus seulement de l'anoxémie, il y a des troubles de l'hématopoièse, qui aboutissent à des phénomènes morbides du côté des voies digestives et de leurs annexes. Voilà la phase *dynamique*, celle qui correspond à l'asystolie confirmée de Beau, à la cachexie séreuse de Gendrin. Cette phase amène invariablement à la cachexie cardiaque, à la dégénérescence de tous les organes.

C'est en se fondant sur cette interprétation des divers symptômes qui se succèdent chez les cardiaques que M. Peter a pu dire « que la doctrine de l'asystolie était une doctrine incomplète. Il faut voir dans toute maladie du cœur une affection qui, purement locale au début, entraîne peu à peu une altération graduelle, parallèle de tous les organes, laquelle a pour conséquence définitive une altération profonde du sang qui vient à son tour contribuer pour sa part à accélérer la déchéance de l'organisme entier. »

Ainsi se trouvent expliquées les congestions morbides indépendantes qui relèvent de l'autonomie vasculaire.

L'observation suivante, intéressante à plusieurs points de
vue, montre surtout la quasi-indépendance des œdèmes et
des hydropisies dans certaines affections cardiaques où le
cœur a pour ainsi dire conservé jusqu'au bout son activité
fonctionnelle.

OBS. XII. — *Insuffisance et sténose aortique.* — Emphysème pulmonaire. —Cachexie cardiaque. — Mort. — Autopsie. — Hôpital
Saint-Antoine, service de M. Fernet, pavillon V, lit n° 9.

Moutarde (Jean), 77 ans, journalier, entré le 7 avril 1877,
mort le 13.

Antécédents. — Cet homme, d'une forte stature et d'une constitution très-vigoureuse, affirme avoir toujours eu une bonne santé.—
Il n'a jamais eu de rhumatismes, il ne paraît pas alcoolique. Depuis quelques années il s'enrhume et tousse facilement : il y a trois
ans il a été pris d'une bronchite qui a duré plus de deux mois et
dont il s'est bien remis. Néanmoins il a toujours conservé depuis
lors un peu d'essoufflement habituel. Au mois de mai dernier la
toux a reparu avec oppression toujours croissante, expectoration, etc.... Ces symptômes ont pris une intensité de plus en plus
grande ; à plusieurs reprises il y a eu de l'œdème des jambes, des
cuisses et du scrotum. Mais les accidents s'atténuaient rapidement
sous l'influence du repos. Du reste la santé générale était bonne,
l'appétit restait satisfaisant, les digestions régulières et les forces
intactes. — Vers le mois de janvier ont paru des crachements de
sang d'abord rares, puis de plus en plus répétés, en même temps
les autres symptômes prenaient plus de gravité et les rémissions
devenaient plus rares et moins complètes. Enfin depuis deux jours
l'hémoptysie est devenue très abondante, la dyspnée excessive, et
le malade, incapable de se soigner plus longtemps chez lui, se pré
sente à l'hôpital.

Etat à l'entrée. — La face est turgescente et cyanosée ; — il y a
un œdème généralisé, véritable anasarque très-considérable surtout
au segment inférieur : le scrotum présente le volume d'un melon.
La dyspnée est extrême et le malade éprouve une grande gêne à
rester couché. — Le pouls régulier, assez énergique, bat 84 ; — il
est bondissant et dépressible.

Au cœur, hypertrophie considérable. — La pointe bat très en
dehors du mamelon dans le sixième espace intercostal.

Les battements réguliers sont masqués par l'épaisseur de la

paroi thoracique et surtout par l'intensité des bruits respiratoires.

A la base on perçoit un double souffle (bruit de va-et-vient) très-distinct et semblant bien indiquer une insuffisance avec rétrécissement de l'orifice aortique. En effet, le premier bruit est remplacé par un souffle rude et bref qui se propage nettement dans les gros vaisseaux ; au deuxième temps se produit un autre souffle, doux prolongé, aspiratif qui remplit tout le grand silence et qui se prolonge le long du sternum jusque vers l'appendice xiphoïde.

A la pointe (foyer mitral) le premier bruit est rude et soufflant ; au foyer tricuspidien on entend un souffle systolique prononcé, d'un timbre différent de celui de la base, et qui paraît symptomatique d'une dilatation du cœur droit.

Les grosses artères sont animées de pulsations très-prononcées, elles sont sinueuses et paraissent dilatées. Il n'y a pas de pouls veineux mais seulement un engorgement jugulaire évident.

Au thorax on trouve un emphysème généralisé avec râles de bronchite surtout prononcés aux bases, de plus, sous la clavicule gauche il y a de l'obscurité du son, avec respiration soufflante et râles crépitants au même point.

La toux fréquente et pénible donne lieu à une expectoration sanguinolente mêlée de crachats muco-purulents.

Les urines sont foncées en couleur, donnent par l'acide nitrique un précipité albumineux très-abondant.

Traitement : tisane de chiendent ; vin diurétique de la Charité ; 40 gr. ; julep au bromure de potassium, 2 gr.

9 avril. Pas d'amélioration ; la dyspnée est excessive quelle que soit la position adoptée par le malade, les crachements de sang continuent, le cornage est si intense qu'il devient impossible d'explorer les bruits du cœur.

Le pouls cependant reste assez bon à 80.

Urines 400 gr. D, 1023 ; urée, 9,30 ; albumine, 0,30 centigrammes.

Le soir l'angoisse respiratoire est extrême ; il y a beaucoup de râles dans la poitrine, surtout aux bases (20 ventouses sèches).

10 avril. — Un peu plus de calme. P 84 régulier. Le tracé sphygmographique donne une ligne d'ascension verticale, sans crochet distinct, mais suivie d'un plateau convexe terminé par une ligne de descente oblique.

(Suppression du vin diurétique ; infusion de feuilles de digitale 0,30 centigr.).

11 avril. — Même état, mais dyspnée plus modérée. L'anasarque est toujours considérable, surtout aux membres et dans les parties déclives du tronc. Les crachats sont devenus tout à fait purulents,

au point de faire supposer l'existence d'infarctus hémoptoïques ramollis dans les poumons.

13. — Dyspnée de nouveau très-intense, le pouls bat 90 et présente quelques intermittences ; il est régulier du reste et assez fort. L'anasarque augmente encore. Urines 350 gr. à peine. Le soir la dyspnée fait des progrès : la face est cyanosée, les extrémités sont refroidies.

Le malade succombe à 7 h. du soir.

Autopsie pratiquée trente-six heures après la mort.

Les *poumons* offrent un état emphysémateux très-prononcé, surtout au niveau de leurs bords antérieurs ; ils sont fortement congestionnés aux bases et présentent quelques adhérences pleurales : mais nulle part on ne trouve d'infarctus anciens ou récents.

Le *cœur* est énormément hypertrophié dans tous ses diamètres ; le ventricule droit est dilaté ; le ventricule gauche très-épaissi ; l'orifice aortique offre des lésions importantes. Les valvules épaissies, froncées, infiltrées de masses calcaires, sont manifestement insuffisantes, et de plus l'orifice est rétréci par l'épaississement crétacé des valvules.

L'orifice mitral est sain : la valvule présente seulement quelques nodosités sans importance.

Le *péricarde* présente des plaques laiteuses, surtout développées sur le feuillet viscéral.

Le *foie* offre l'aspect caractéristique du *foie muscade*.

Les *reins* sont congestionnés et légèrement sclérosés.

Les autres organes abdominaux sont sains.

En résumé, on voit, par ce coup d'œil jeté sur les différentes théories émises pour expliquer l'ensemble symptomatique qui caractérise les dernières périodes de la maladie cardiaque, que plusieurs facteurs entrent en jeu, s'appellent pour ainsi dire les uns les autres et réagissent finalement sur le cœur lui-même pour le tuer.

Si maintenant nous recherchons quelles sont les causes capables de produire cet affaiblissement cardio-vasculaire, nous voyons que les auteurs sont divisés à ce sujet.

Il en est qui sont admises par tous, telles que l'altération organique, quelle qu'elle soit, qui détruit l'élément musculaire ou élastique du cœur et des vaisseaux. Ici la relation de la cause à effet est trop évidente pour que personne ait élevé le moindre doute sur la valeur de cette étiologie. La simple diminution de l'influx nerveux peut-elle occasionner des troubles fonctionnels et un ensemble de symptômes semblables à ceux observés pendant les attaques bien caractérisées d'asystolie?

Il est permis de le croire, et, en l'absence de tout autre mode étiologique, si d'autre part l'affaiblissement nerveux est hors de doute, on est en droit de ranger cette cause morbide dans le cadre étiologique. Nous pouvons, en tout cas, nous abriter derrière la grande autorité de Stokes, en pareille matière. Or, cet auteur admet l'efficacité de ces deux causes. On a voulu en ajouter d'autres. Rigal, par exemple, admet deux autres causes étiologiques.

La première comprendrait un certain nombre d'états morbides, qui auraient, suivant lui, pour effet commun d'agir directement sur la fibre musculaire, en lui faisant perdre ses propriétés intimes : la tonicité et l'irritabilité. C'est ainsi, dit-il, qu'agit l'inflammation dans les cardites; la distension des vaisseaux capillaires, lorsqu'il y a un obstacle mécanique considérable à la circulation du sang.

Nous n'oserions mettre en doute l'existence de ces causes, mais nous pensons qu'elles doivent être comme les processus qui leur ont donné naissance, passagères ou tout au moins d'assez courte durée.

« Les troubles de l'action du cœur, dit Stokes, apparaissant pendant le cours d'une fièvre rhumatismale, indiquent sinon l'existence d'une cardite, au moins une tendance à cet état morbide. »

« Il est très-commun en effet, dit M. Fernet, *loc. cit.*, de voir l'inflammation du cœur ou de ses membranes, précédée pendant un temps variable des symptômes de la surexcitation fonctionnelle de l'organe. »

Les troubles fonctionnels, qu'offre souvent le cœur avant

l'apparition des signes caractéristiques de la péricardite, ou de l'eudocardite, donnent à penser que la maladie peut débuter par la substance charnue des ventricules, et qu'elle s'étend ensuite aux membranes d'enveloppe (Graves, *Cliniq. méd.*, trad. Jaccoud, tome II).

« Et aussi les troubles de la contractilité qu'on observe durant le cours de ces mêmes maladies, ne peuvent être rattachés qu'à un état morbide des muscles : mais encore une fois, on ne peut dans ce cas que soupçonner l'inflammation du muscle cardiaque, sans qu'il soit possible de fournir la preuve de son existence. »

La compression qu'exercent sur le cœur certains épanchements dans le péricarde, est certainement une entrave considérable au libre fonctionnement de cet organe, et si la longue durée de l'épanchement permettait à cette compression de produire ses dangereux effets pendant un certain temps, peut-être en résulterait-il pour le malade un désordre cardiaque, qui continuerait même après la disparition de l'épanchement.

Dans le cas contraire, cette cause toute physique ne doit guère étendre ses conséquences au delà de son existence même.

Au demeurant, ces diverses causes sont le plus souvent séparées par une simple vue de l'esprit, car, en clinique, il arrive ordinairement qu'elles marchent ensemble.

L'une d'elles peut devenir prépondérante, et exercer ainsi une influence plus marquée; mais si l'on veut aller au fond des choses, on pourra toujours trouver à côté de l'altération (dégénérescence graisseuse ou autre), de la fibre musculaire, une diminution de l'influx nerveux. Car « nulle part, plus que dans l'histoire des maladies du cœur, n'éclate avec une irrécusable évidence la vérité de l'adage hippocratique : *Concursus unus, consensus unus, conspiratio una.* »

A propos de l'influence de l'élément nerveux et de l'élément musculaire dans la production de l'asthénie cardio-vasculaire, nous ne pouvons mieux faire que de rappeler un travail de M. le professeur Gubler, en cours de publication dans son *Journal de thérapeutique*, n° 10, 25 mai 1877. (*Des indications comparées de la morphine et de la digitale dans le cours des affections organiques du cœur.*

L'éminent professeur montre comment on doit profiter des indications qui sont fournies par la prédominance de l'un ou de l'autre de ces deux éléments, pour en tirer des conclusions thérapeutiques, et je ne puis m'empêcher ici de citer la pratique de mon maître dans les hôpitaux, le docteur Fernet, qui manie si habilement la digitale dans les affections cardiaques. Ce précieux médicament, me disait-il, n'agit que lorsque certaines conditions sont réalisées : les attaques prolongées d'asystolie, dénotant chez le sujet une déchéance profonde de tout l'appareil circulatoire et respiratoire, la contre indiquent formellement. Je la vois surtout réussir, dit-il, dans les crises de moyenne intensité, où la dégénérescence commençante du muscle et des vaisseaux tient plus de place que l'affaiblissement du système nerveux.

C'est dans la négligence que l'on met souvent à rechercher ces éléments, lorsqu'on se trouve en présence d'une crise asystolique, que l'on doit de voir assez fréquemment la digitale produire des effets tout opposés à ceux qu'on était en droit d'attendre de son action ; c'est aussi pour cela que jusqu'en ces derniers temps, ce médicament était regardé par les uns comme un hyposthénisant, et par les autres, comme un tonique hypersthénique, un corroborant du système circulatoire.

« Les altérations du rhythme cardiaque et de la contractilité ventriculaire n'expriment pas nécessairement une seule et même disposition organique et ne sont pas toujours subordonnées aux mêmes conditions causales.

Tantôt l'asystolie (c'est-à-dire la faiblesse de propulsion ?) dépend uniquement d'une précipitation excessive et désordonnée des battements du cœur sans diminution très-considérable de la somme de contractilité mise en œuvre ; et la propulsion ventriculaire serait efficace, si, au lieu de ce fractionnement à l'excès, la force du myocarde se dépensait en efforts plus rares et plus intenses.

Tantôt au contraire, l'entrave apportée au cours du sang, résulte non-seulement de l'irrégularité et de la multiplicité des révolutions cardiaques, mais encore et surtout de l'insuffisance absolue de la charge dynamique du système nerveux et de l'appareil contractile.

Dès lors, on ne peut se contenter de diminuer le nombre des battements pour rendre à chacun d'eux son intensité normale ; il faut encore s'attacher à restituer à l'appareil circulatoire central la provision de force qui lui est indispensable pour suffire à une dépense moyenne (Gubler loc. cit.).

Les désordres fonctionnels liés aux affections chroniques organiques du cœur sont tour à tour de nature ataxique ou paralytique. C'est ou une *folie du cœur* ou une cardioplégie plus ou moins complète.

On comprend donc que la digitale soit indiquée dans le premier cas et demeure impuissante quand elle n'est pas nuisible dans les cas de désordres amyosthéniques ou névrolytiques. — Ces derniers sont justiciables de la médication opiacée.

L'observation suivante tirée du travail de M. Al. Renault (dans *l'Union médicale de* 1874. — *Influence des in-*

jections sous-cutanées de morphine contre la dyspnée) en est la meilleure preuve.

OBS. XIII. — Lésions des orifices du cœur. — Dyspnée intense.

L. S., 37 ans, terrassier, entré le 11 juillet 1872. Salle Saint-Jean, n° 11.

En auscultant la région précordiale, on trouve un double bruit du souffle recouvrant complétement à la pointe les deux bruits du cœur et ayant son maximum à ce niveau. A la base, il existe également un souffle, mais seulement au premier temps, et avec renforcement vers l'extrémité supérieure du sternum. Le second bruit est intact. Le diagnostic posé est celui-ci : rétrécissement et insuffisance mitrale avec complication de rétrécissement de l'orifice aortique.

Cœur considérablement hypertrophié ; impulsion de la pointe énergique ; pouls intermittent et très-irrégulier. Il suffit d'une cause très-légère pour provoquer la dyspnée. Le 13 juillet dans la soirée, violent accès d'oppression. Injections dans les parois thoraciques de vingt gouttes de la solution de morphine. Nuit très-calme.

Malheureusement l'effet produit n'est pas de longue durée. Dès le matin, 14 juillet, l'oppression recommence et nécessite à nouveau l'emploi de la seringue. Nouvelle injection semblable à la première. Le calme respiratoire ne persiste que jusqu'au lendemain matin. La dyspnée reparaît encore, mais elle est supportable.

État stationnaire jusqu'au 22 juillet. A cette date, l'oppression étant devenue très-pénible, nous injectons au malade quarante gouttes de la solution. Au bout d'une demi-heure, le calme se rétablit et le malade devient somnolent.

État du pouls, de la T et de la R, à ces diverses dates :
13 juillet. — S. P. 90. — R. 34. — T. 36. — Injection 20 g.
14 juillet. — M. P. 82. — R. 28. — T. 36,8.
15 juillet. — S. P. 42. — R. 36. — T. 35,7. — Inj. 20 gouttes.
16 juillet. — M. P. 50. — R. 30. — T. 36.
22 juillet. — 4 h. du soir. — R. 32. — Injection 40 gouttes.
5 h. 1/2 du soir. — R. 24.

Le nombre des pulsations, ainsi qu'on peut en juger, a été considérablement diminué par les granules de digitaline administrés au malade.

La tolérance pour la morphine s'est établie très-vite chez ce malade, et à partir du 22 juillet il fallait deux injections dans les vingt-quatre heures pour maintenir le calme respiratoire.

Le 29 juillet, le malade était à l'extrémité. Pour modérer l'oppression, nous injectons quatre-vingts gouttes de la solution. Le nombre des respirations tombe de 42 à 30.

L'autopsie, pratiquée peu de jours après, a pleinement justifié le diagnostic.

Nous renvoyons à l'observation X pour prouver les avantages que l'on peut retirer des injections sous-cutanées de morphine dans les cas de ce genre. ⅂

Nous sommes encore tous les jours témoins du bien-être considérable qu'elles procurent aux malades, et il est naturel de penser qu'il n'en serait pas ainsi si à la lésion du muscle et de la séreuse ne se joignait un élément nerveux qui donne aux attaques que la malade subit un cachet tout spécial.

Mais comme nous n'avons trouvé nulle part l'action du sel de morphine aussi évidente que dans l'observation du travail de M. Gubler, mais n'hésitons pas à la citer.

Obs. XIV. — Rhumatisme articulaire aigu. — Insuffisance aortique. — *Dilatation de la crosse de l'aorte.* — *Asystolie croissante malgré l'emploi de la digitale.* — Mort imminente. — *Amélioration progressive sous l'influence des injections de chlorhydrate de morphine.*
Observation recueillie par M. Raymond, interne lauréat (médaille d'or) des hôpitaux.

Adèle S..., 24 ans, couturière, entrée le 28 février 1876, salle Sainte-Marthe, n° 2 (service de M. le professeur Gubler).
Renseignements. — La malade raconte qu'elle a été prise, depuis un mois environ, de douleurs dans les articulations, douleurs extrêmement aiguës ; elle a été immédiatement obligée de garder le lit ; elle avait une grande fièvre, beaucoup de sueurs, etc. D'ailleurs, dans sa jeunesse, à 12 ans et à 15 ans, elle a eu des attaques de rhumatisme articulaire aigu, ayant duré environ trois semaines.
Rien de particulier à noter au point de vue de l'hérédité ; pas d'au-

tres affections. Réglée à 13 ans, ses règles ont toujours été régulières.

État actuel (29 février). — Jeune fille pâle, à teint anémique, face un peu bouffie, sueurs assez abondantes.

Fièvre vive TA = 39,8. P. = 120. Langue blanche. État saburral : pas d'appétit, constipation, pas de sommeil.

La malade se plaint de souffrir beaucoup au niveau des articulations, principalement du côté droit. Celles-ci sont rouges, tendues; aucun mouvement n'est possible dans les articulations du pied, du genou, de la hanche droite, ainsi que dans toutes celles du membre supérieur du côté correspondant. A gauche, le genou et le poignet sont également tuméfiés et douloureux. Le moindre ébranlement imprimé au lit fait souffrir la malade.

Oppression très-grande : les ailes du nez se dilatent convulsivement, les lèvres sont un peu bleuâtres. Œdème assez marqué au niveau des malléoles. Albumine en quantité notable dans les urines : celles-ci sont très-rouges, franchement hémaphéïques.

La palpation pratiquée dans la région précordiale montre une exagération insolite du choc du cœur, avec frémissement très-marqué. La pointe du cœur est un peu déviée à gauche; elle bat dans le septième espace intercostal. Légère voussure précordiale.

A la percussion on note une augmentation bien sensible de la matité précordiale, principalement de haut en bas, et aussi un peu transversalement.

Les bruits du cœur sont précipités, tumultueux. A la pointe, frottement péricardique, rude, coïncidant avec la systole et empiétant sur le deuxième temps.

Bruit de souffle doux aspiratif au deuxième temps et à la base. Ce bruit se prolonge le long de l'aorte et s'entend dans les carotides. En outre, au premier temps et à la base, bruit de souffle, un peu rude, se prolongeant également.

Les carotides, et même les artères temporales, battent avec force; au niveau de la poignée du sternum, il existe des battements isochrones à la systole artérielle; le doigt appliqué dans la région est soulevé avec force.

Pouls de Corrigan très-accentué; l'énergie de la systole cardiaque est si forte qu'on perçoit les battements artériels jusqu'à l'extrémité des doigts.

Aux deux bases de la poitrine, submatité. Absence des vibrations thoraciques. Léger souffle pleurétique.

Les autres appareils ne présentent rien de particulier à noter.

Traitement. — La malade prit d'abord, pendant dix jours, un mélange d'iodure de potassium, 0^{gr},25, et de bromure de potassium, 2 grammes, dans un julep gommeux. Ensuite elle fut soumise à l'usage de la teinture de digitale à la dose de 20 gouttes par jour. Vers le 20 mars, les douleurs rhumatismales s'amendèrent ; les articulations recommencèrent leurs mouvements ; la fièvre céda, l'appétit revint un peu ; mais les lésions cardiaques et la dyspnée persistèrent : pourtant la malade put se lever quelques heures par jour, et même vaquer à de petites occupations dans la salle.

On suspendit alors la teinture de digitale et la malade ne suivit plus qu'un traitement tonique et reconstituant.

Dans les premiers jours du mois de mai, elle fut prise tout d'un coup, dans la soirée, d'un accès de dyspnée intense. Les jours suivants, la dyspnée, au lieu de s'amender, augmenta encore, et la malade fut obligée de garder le lit. Cependant, l'état général à ce moment était assez satisfaisant ; les douleurs rhumatismales avaient complétement disparu ; il y avait à peine un peu de congestion aux bases des poumons ; mais l'état du cœur était toujours le même, et la contraction ventriculaire était manifestement diminuée d'énergie. Bientôt tout le cortége obligé de l'état asystolique se montra ; une anasarque considérable envahit non-seulement les jambes, mais les bras (principalement le gauche), la face, les parois du dos et le ventre. Chaque soir, la malheureuse malade, vers cinq heures, alors qu'elle venait de prendre quelques cuillerées de bouillon, était en proie à une dyspnée affreuse. La face était bleuâtre, la respiration précipitée, et, mise dans son lit, le corps légèrement penché en avant, elle demandait continuellement : « De l'air, de l'air ! » Et l'on ouvrait la fenêtre pour la soulager un peu. Ces crises revenaient tous les soirs, et souvent elles étaient si violentes que la malade paraissait devoir mourir très-rapidement ; plusieurs fois même, les gens de service l'enfermèrent dans ses rideaux, la croyant morte ou moribonde. Dans la journée, principalement vers le matin, la malade était un peu plus calme, mais son état de dyspnée, à tous les moments de la journée, était toujours relativement extrême. Pas de sommeil, de l'inappétence presque absolue, des vomissements et des sueurs très-abondantes, surtout au moment des accès de dyspnée ; tel était l'état de la malade. Bientôt une vaste eschare envagit le siége.

Le 20 mai, les manifestations rhumatismales articulaires se montrèrent de nouveau et se localisèrent, principalement dans les articulations. La malade avait la tête déviée à droite et inclinée vers la poitrine, position qui aggravait encore la difficulté de respirer.

Les phénomènes d'auscultation, de percussion du côté du cœur, indiquaient toujours les mêmes lésions ; seulement, le cœur devenait de plus en plus impuissant ; la digitale n'avait pas prise sur lui ; les accidents se précipitaient, tout semblait présager la mort à courte échéance.

M. Gubler fit faire alors des injections de morphine (de 2 centigrammes), une le matin, une autre le soir, et assez rapidement la malade s'amenda.

Après chaque injection, la malade se trouva soulagée ; elle avait une sorte de surexcitation passagère. Le cœur battait plus fort et plus régulièrement ; les pupilles se rétrécissaient, et, pour quelques heures au moins, il y avait du sommeil.

Chaque jour, régulièrement, les injections furent continuées, et peu à peu les accès de dyspnée devinrent moins violents ; la malade se remit à manger ; l'état dyspeptique céda, puis l'anasarque se résorba très-lentement, mais progressivement.

Les battements du cœur devinrent moins nombreux (90 pulsations en moyenne). La systole ventriculaire retrouva son énergie ; les souffles diminuèrent un peu.

Pendant *juin, juillet, août, septembre, octobre,* le traitement fut continué, et, aujourd'hui (*en novembre*) l'état actuel de la malade offre un contraste tranché avec son état antérieur.

Il n'y a plus de douleurs rhumatismales ; les lésions cardiaques persistent, mais amendées ; le pouls est à 80 ; la santé générale est bonne ; l'appétit et le sommeil sont revenus ; l'anasarque a complétement disparu ; l'eschare du siége est presque guérie. La malade peut s'asseoir dans un fauteuil et faire quelques pas. Le soir, après son dîner, elle a bien encore de temps à autre un peu de dyspnée ; mais autant les étouffements du mois de mai étaient à craindre pour la vie, par leur violence, autant ceux-ci sont bénins et atténués.

En 1877, une crise d'asystolie a de nouveau failli emporter la malade.

Pendant le mois de janvier, l'état de la malade fut assez bon ; elle prenait régulièrement 8 centigrammes de chlorhydrate de morphine par jour. En effet, on lui injectait le matin et le soir deux seringues d'une solution au 50°. L'effet de la substance anesthésique se faisait sentir environ un quart d'heure après l'injection. L'oppression considérable avant cette opération disparaissait presque entièrement pendant sept à huit heures. Aussi, vers cinq heures du matin, l'action de morphine était-elle épuisée et la malade attendait impatiemment huit heures, moment où on lui faisait sa première injection.

Dans le mois de février se produisit une poussée de rhumatisme du côté des épaules, et surtout des synoviales tendineuses du dos de la main gauche. Il y eut en même temps un peu d'épanchement dans la plèvre gauche (submatité, diminution de la sonorité, point de côté sous le mamelon gauche). Vésicatoire le 20 février. Résorption rapide de l'épanchement. Les phénomènes articulaires s'amendèrent peu à peu; mais, dès lors, la malade fut atteinte de torticolis, et, aujourd'hui encore, sa tête est inclinée sur le côté droit, et ne peut être redressée qu'au prix de vives douleurs.

C'est dans ces circonstances que la malade fut prise, le 6 mars au matin, d'une crise plus forte, au dire de la sœur de service, que toutes les précédentes.

Appelé à six heures et demie, je la trouve dans un état des plus graves. Elle est en proie à une inexprimable angoisse; assise dans son lit, elle ne peut plus parler; les extrémités et la face sont cyanosées; le pouls est filiforme, d'une extrême rapidité; la respiration a fait place à des râles trachéaux qu'on entend à une certaine distance du lit.

Injection de 3 centigrammes 1/2 de morphine; dix minutes après le mieux est très-sensible; le pouls est plus fort, moins rapide; l'oppression moindre. A dix heures et demie, on lui fait une nouvelle injection de 2 centigrammes. Le soir la malade est presque revenue à son état habituel; cependant, les extrémités sont encore cyanosées et la dyspnée plus forte que d'habitude. On lui prescrit une potion renfermant 2 centigrammes de chlorhydrate de morphine par cuillerée : les trois jours suivants, elle en prit une cuillerée tous les matins à cinq heures, au moment où les effets de l'injection de la veille avaient disparu. Au bout de ce temps, malgré une nouvelle poussée rhumatismale du côté des poignets et du cou, la situation s'améliora rapidement. Elle dit elle-même ne s'être jamais mieux portée depuis qu'elle est à l'hôpital; elle a quelque appétit. La quantité de chlorhydrate de morphine injectée par jour est toujours de 8 centigrammes.

L'amélioration se soutint pendant tout le mois d'avril; l'appétit revint; la dyspnée alla en diminuant progressivement.

Aujourd'hui, 10 mai, l'état général est bon; la dyspnée a presque entièrement disparu; seules les palpitations cardiaques ont persisté, mais peu intenses. Ce n'est qu'à partir de cinq heures du matin, jusqu'au moment de la première injection, qu'elles causent à la malade une certaine angoisse. Les signes stéthoscopiques ne se sont pas sensiblement modifiés depuis le commencement de l'année.

Qu'on nous permette de joindre à l'observation que nous venons de rapporter, la suivante qui montre que la thérapeutique doit varier avec la nature de l'asystolie.

Obs. XV. — *Insuffisance mitrale. Asystolie, traitée par la digitale.* — Amélioration rapide. — Hôpital Saint-Antoine, service de M. Fernet, pavillon IV, lit n° 46.

Lemadec (Jules), 63 ans, sans profession. — Entrée, le 3 juillet 1877.

Antécédents. — D'une bonne santé habituelle ce malade ne signale pas d'antécédents rhumatismaux ; il a eu seulement l'année dernière, pour la première fois, des douleurs sciatiques assez fortes et prolongées.

Depuis près de vingt ans il est sujet à des palpitations cardiaques, revenant par accès au moindre effort ; l'haleine est habituellement courte, et il y a de la tendance à l'œdème des jambes ; mais ces divers troubles ne sont pas assez accusés pour constituer un état de maladie.

Cependant, il y a quinze ans, il eut un véritable accès d'asystolie grave, avec anasarque générale, dyspnée intense, etc.

Ces accidents se sont dissipés au bout de quelques semaines sous l'influence du repos et d'un traitement approprié.

Depuis cette époque il continua d'avoir des palpitations fréquentes et d'être obligé de ménager ses forces ; mais, du reste, sa santé générale a été bonne ; il n'a pas remarqué de susceptibilité exagérée de ses bronches, il n'a ressenti aucun accident pulmonaire.

Il y a un mois environ que sous l'influence de chagrins profonds (de famille, de fortune, etc.) et d'émotions répétées, il a été pris d'oppression, a vu survenir un œdème considérable des membres inférieurs ; l'appétit en même temps a diminué, les digestions sont devenues pénibles et il s'est produit de la diarrhée.

Le malade entre à l'hôpital le 3 juillet.

État à l'entrée. — Le facies est pâle mais bouffi, la respiration est anxieuse ; il y a peu de toux, et une expectoration muqueuse insignifiante.

Au cœur on constate une hypertrophie marquée ; les battements faibles, à peine sensibles à la palpation, ont leur maximum sur la sixième côte.

A la base les bruits sont sourds, mal frappés, à la pointe on a un souffle systolique intense, prolongé dans le petit silence; pas de frémissement cataire.

Il y a de l'engorgement des jugulaires mais point de pouls veineux; le foie paraît augmenté de volume. Il y a une anasarque généralisée assez considérable; les urines rares et troubles sont légèrement albumineuses.

Au thorax on ne perçoit que quelques râles disséminés; la sonorité est partout satisfaisante.

L'appétit est diminué, les digestions sont très-difficiles, il y a depuis quelque temps de la diarrhée, qui paraît cependant s'être arrêtée depuis deux jours.

(Chiendent, régime lacté. 12 ventouses sèches.)

5 juillet. — Il s'est produit hier soir un accès de dyspnée extrêmement violent, qui n'a été calmé que par des inhalations d'éther et une nouvelle application de ventouses.

Ce matin, le pouls assez régulier est inégal et misérable, il donne au sphygmographe un tracé onduleux.

Les phénomènes de stase veineuse s'accentuent de plus en plus.

Urines 15 gr.; D : 1013, urée 3 gr. albumin. traces.

Il y a de la constipation (lavement huileux).

6 juillet. — Nouvel accès de dyspnée hier soir; le lavement n'a produit aucun résultat (huile ricin 10 gr., infus. de digitale 0 gr. 30 cent.).

7 juillet. — Il y a eu des selles abondantes; la dyspnée a beaucoup diminué, le pouls encore inégal mais plus développé bat 96; l'œdème des membres inférieurs et du scrotum diminue un peu.

Urines 400 gr., plus claires, non albumineuses (continue même traitement).

8 juillet. — Changement complet. La respiration est libre, l'anasarque a presque disparu, le foie ne dépasse plus les fausses côtes; au thorax on ne perçoit plus aucun râle; les battements du cœur sont énergiques, point traînants, les bruits restent sourds et, à la base, le deuxième bruit est un peu soufflant.

Le pouls à 96 a pris de l'ampleur, à peine a-t-on de temps en temps une intermittence, néanmoins il sera bon de surveiller la digitale.

Urines claires 2,200 gr. (Même traitement.)

9 juillet. — La surcharge veineuse a entièrement disparu; le pouls donne au sphygmographe, une ascension brusque d'une rec-

titude, d'une ampleur excessives, avec chute instantanée (comme dans le cas d'hypertrophie avec insuffisance aortique).

Urines claires 5,300 gr. (Supprimer la digitale.)

10 juillet. — Urines 5 litres. D : 1007; urée 21 gr. 50.

11 juillet. — Urines 5,200 gr.

12 juillet. — Urines 2,800 gr. Le malade se lève chaque jour et mange de bon appétit, les digestions se font bien.

Voici encore une observation où l'on peut voir la preuve des merveilleux effets de la digitale, lorsquelle est administrée avec sagacité.

OBS. XVI. — *Maladie du cœur sans lésion d'orifice, accidents d'asystolie; traitement par la digitale; amélioration rapide.* Hôpital Saint-Antoine, service de M. Fernet, pavillon V, n° 5.

Hervé (Louis), 67 ans, scieur de long. Entré le 20 juin 1877. Sorti le 7 juillet.

Antécédents. Cet homme, d'une bonne santé ordinaire, n'a jamais fait aucune maladie; il ne signale pas d'accidents rhumatismaux; il ne paraît pas alcoolique.

Il a fait longtemps, sans en être incommodé, le métier fatigant de scieur de long; il n'a jamais eu d'accidents asthmatiques.

Vers l'automne dernier, à la suite d'un léger refroidissement, il s'enrhuma, toussa pendant plusieurs semaines, et a conservé depuis lors une extrême susceptibilité des bronches; l'haleine est devenue courte, il survient facilement des accès de suffocation.

Il y a six semaines, le malade a vu ses jambes enfler progressivement; en même temps, la toux et la dyspnée reparaissaient, et il est entré à l'hôpital de la Pitié, où il a été soigné pendant quatre semaines; il en est sorti très-amélioré et a voulu retourner à ses affaires, mais en peu de jours l'œdème des jambes, qui avait presque disparu, s'est reproduit plus considérable que jamais; la dyspnée est devenue extrême, et le malade est forcé de se présenter de nouveau à l'hôpital.

État à l'entrée. Le malade est pâle, légèrement bouffi, et paraît en proie à une dyspnée intense; il y a un œdème considérable des membres inférieurs.

Au *cœur*, on constate une hypertrophie notable; la pointe bat sous la sixième côte; le choc précordial, faible et traînant, est perceptible dans une large étendue, les bruits sont sourds, tumultueux, difficiles à isoler; ni à la pointe ni à la base, on ne per-

çoit nettement aucun souffle ; le pouls bat 116, il est assez développé, mais irrégulier, inégal, et offre des intermittences assez
fréquentes, peu d'athérome artériel. Il y a des signes manifestes
d'engorgement jugulaire ; les veines du cou sont gonflées, mais ne
présentent pas de pouls veineux.

Au thorax, la sonorité est bonne, mais on a des râles crépitants
et sous-crépitants nombreux aux deux bases, révélant une congestion prononcée. Expectoration insignifiante.

Les fonctions digestives sont en mauvais état. L'appétit est nul,
et les aliments solides ne sont digérés qu'avec une grande difficulté.

Les urines sont rares et chargées de phosphates ; elles ne renferment pas d'albumine.

(Chiendent. Régime lacté).

22 juin. La dyspnée est un peu moindre, mais le désordre cardiaque n'a pu être calmé par le repos. Les battements du cœur sont
précipités, tumultueux, on ne perçoit aucun souffle.

Les urines très-colorées s'élèvent à 200 grammes à peine par
24 heures.

(Infusion de digitale, 0,40 centigrammes).

26 juin. Après 4 jours de traitement par la digitale, le tableau est
entièrement changé. La dyspnée est presque nulle. L'œdème des
membres inférieurs a disparu.

Au cœur, les battements, ralentis, sont énergiques et réguliers ;
l'auscultation, très-aisée maintenant, ne révèle aucun bruit anormal
pour indiquer une lésion orique ou valvulaire.

Le pouls bat 84, sans intermittences appréciables.

Urines très-claires, entre 4 et 5 litres par 24 heures.

(On cesse la digitale).

30 juin. L'état général est bon ; le pouls, parfaitement régulier,
bat 72 ; après la marche, il s'accélère, sans perdre de sa régularité,
et présente seulement quelques inégalités.

Urines, 2 litres.

6 juillet. Le malade, parfaitement rétabli, ne tousse plus, l'appétit est bon, et les digestions se font bien.

Parti le 6 juillet pour Vincennes.

Après cette longue revue sur les différentes doctrines
qui ont régné à propos de la conception de l'affaiblissement du cœur et des symptômes éloignés des maladies
cardiaques, nous ne pouvions nous dispenser de donner
les dernières opinions émises à ce sujet. C'est pourquoi

nous avons surtout insisté sur le travail de M. Gubler, qui n'est malheureusement pas achevé. On peut dire qu'il a donné une idée bien précise des deux tendances qui se manifestent dans les différentes crises d'asthénie cardio-vasculaire que l'on peut avoir sous les yeux ; et la thérapeutique est venu apporter un argument de plus en faveur de sa doctrine.

Si nous ouvrons la série des causes qui peuvent produire la maladie cardiaque sans lésions d'orifices ou avec des lésions insignifiantes, par l'hypertrophie, c'est que, en réalité, cet état du muscle cardiaque constitue parfois une véritable lésion pouvant causer, à ceux qui en sont porteurs, des désagréments sérieux.

Les efforts soutenus et violents qu'exigent certaines professions peuvent, à la longue, par le trouble souvent répété de la tension circulatoire, amener l'hypertrophie. Nous savons ce qu'il faut penser de l'hypertrophie ventriculaire qui se manifeste chez les femmes enceintes, nous n'y reviendrons pas, non plus que sur la prétendue hypertrophie primitive de la goutte.

Nous pensons, avec M. le professeur Parrot, qu'on doit restreindre le plus possible le cadre des hypertrophies dites primitives. On ne peut nier pourtant que, par suite de l'artérite des petites artères chez le vieillard, il ne se développe une hypertrophie qui permette au cœur de faire la dépense d'une force d'impulsion plus grande. Il en est de même pour la maladie de Bright. Tout se borne, du reste, pour ceux qui sont affligés de cette hypertrophie, à quelques palpitations, à des bourdonnements d'oreilles, etc. On voit qu'il n'est pas permis de classer cette lésion du myocarde parmi celles qui amènent la maladie cardiaque constituée.

La *dilatation*, qui est la conséquence d'une diminution
de résistance du muscle cardiaque, est souvent consécutive
à une myocardite, à une dégénérescence quelconque; aussi
renvoyons-nous à ces altérations pour en parler. Dans
d'autres cas, la dilatation se montre sans avoir été précédée de ces altérations; c'est ce qu'on peut constater à la
suite des maladies chroniques constitutionnelles, ainsi que
dans les diverses cachexies; mais alors cette lésion disparaît devant la gravité des autres symptômes. Disons de
suite que la dilatation cardiaque, signalée dans le typhus
pétéchial par Stokes, n'est jamais seule et, par conséquent, mérite d'être étudiée avec les causes qui lui ont
donné naissance. On connaît la théorie de M. le professeur
Parrot sur le souffle anémique, que l'on croyait autrefois
provenir de l'orifice aortique. C'est dans l'orifice tricuspide qu'il place son siége, et, d'après lui, ce souffle passager serait dû à une dilatation relative de la valvule, à la
suite d'un excès de pression exercé par le sang.

L'*atrophie* du cœur, qui ne se manifeste souvent que
par des symptômes équivoques, forme néanmoins un
groupe de lésions très-naturel qui mérite qu'on s'y arrête
un instant.

L'*atrophie* vraie du cœur, celle qu'on rencontre à l'autopsie des phthisiques, des cancéreux, des diabétiques, etc.,
ne présente pendant la vie aucun signe qui puisse sûre-
ment la faire diagnostiquer, attendu que les quelques
symptômes qu'elle présente lui sont communs avec d'autres lésions de cet organe. Du reste, on ne ferait, dans
tous les cas, qu'un diagnostic purement scientifique, attendu que la thérapeutique est absolument impuissante.

Nous n'en dirons pas autant de l'*atrophie graisseuse* du
cœur. Cet état du cœur, appelé aussi *état gras* du cœur,

peut se présenter sous deux aspects différents. Ou bien la graisse ne fait que s'accumuler là où elle existait déjà, mais en petite quantité; ou bien elle se substitue à la fibre musculaire primitive, et c'est ce qu'on a appelé la *dégénérescence graisseuse* du cœur.

Il n'y a pas seulement dans ces deux processus une simple différence au point de vue histologique, mais ils diffèrent aussi par leur ensemble symptomatique.

Nous dirons simplement que l'*obésité* du cœur se rencontre chez les gens d'un certain âge plutôt que chez les jeunes gens.

L'alcoolisme a été donné comme cause de l'obésité cardiaque, et Lancereaux donne même cette surcharge comme un signe certain d'alcoolisme. Malheureusement elle se diagnostique plutôt par les symptômes concomitants que par des signes fonctionnels bien nets.

On peut dire que la dégénérescence graisseuse est une sorte de *caput mortuum* où viennent aboutir une foule de processus différents par leur évolution, leur cause, leur nature, etc.

Les recherches faites depuis quelques années et relatives à l'influence de la fièvre typhoïde, des fièvres éruptives, de l'infection purulente, de la puerpéralité sur le développement de cette lésion sont venues montrer combien étaient justes et vraies l'opinion de ceux qui faisaient entrer la faiblesse de la contractilité du cœur pour une large part dans la genèse des symptômes rationnels des maladies de cet organe.

C'est par là que le travail de Beau prend place à côté de celui de Bouillaud, et peut être considéré, malgré les erreurs dans lesquels l'a trop souvent entraîné l'esprit théorique, comme un des plus importants de l'époque; car on peut dire que Beau est un des premiers qui aient quitté les errements de l'anatomisme pour accorder une plus large part aux phénomènes dynamiques, aux actes vitaux.

Et sa théorie de l'asystolie, sans être acceptée avec toutes les conséquences qu'il en voulait tirer, n'en a pas moins mis en évidence le fait si important de l'affaiblissement de la contractilité, comme facteur nécessaire des troubles fonctionnels.

Beau avait ajouté, que ce facteur était suffisant; les observateurs qui sont venus depuis ont démenti cette dernière assertion.

Parmi les causes prédisposantes de la dégénérescence graisseuse, on a fait à *l'âge* une part trop exclusive, et l'on a vécu pendant fort longtemps sur cette idée, que l'âge avancé était une cause importante. M. Parrot, en étudiant l'athrepsie, a montré que cette altération était beaucoup plus fréquente qu'on ne le supposait chez les enfants, et il le prouve par des autopsies qui viennent confirmer la nature des troubles fonctionnels du cœur qu'on observe dans la dernière période de l'athrepsie.

Nous répéterons ici ce que nous avons déjà dit à propos de l'âge en d'autres endroits : c'est qu'il faut bien s'entendre sur la valeur de cette cause, si l'on ne veut pas qu'elle tombe dans la banalité.

Nous n'avons pas à revenir sur les causes déterminantes locales qui peuvent entraîner la dégénérescence du muscle cardiaque, telles que l'endocardite; pourtant nous ferons remarquer que nous avons eu surtout en vue la dégénérescence qui suit l'endocardite chronique des orifices et des valvules : mais le rôle de l'endocardite, et de la péricardite suraiguës que l'on constate dans certaines pyrexies est tout autre, car la dégénérescence au lieu de se produire à la longue, se produit rapidement; nous en avons cité des observations dans ce travail, et dans ces cas le cœur se trouve d'emblée jeté dans la phase asystolique, qui suit alors la période inflammatoire.

De toutes les fièvres, a dit M. Huchard, c'est la dothiénentérie qui donne lieu le plus souvent à ces syncopes, qui emportent parfois subitement les malades. Sans aucun doute, il est parfaitement démontré que l'altération de la fibre cardiaque joue un grand rôle, le principal rôle même dans la genèse des accidents formidables qui se traduisent par des syncopes mortelles, et ce n'est pas nous, qui voudrions mettre en échec une théorie que nos recherches et nos observations faites sur ce sujet, avec notre affectionné maître, M. Desnos, ont peut-être un peu contribué à édifier.

(*Des dégénérescences qui se produisent dans les maladies aiguës et de leurs conséquences au point de vue clinique.* Archives de médecine 1871).

Dans les mêmes *Archives* (1871), nous trouvons un travail de Huchard (*Etudes sur les causes de la mort dans la variole*) où il signale la stéatose généralisée comme cause de la mort dans les deux premières périodes de la variole.

Le virus variolique, selon le même observateur, aurait encore des propriétés phlogogènes, qui peuvent atteindre le myocarde dans les varioles graves et déterminer la paralysie du cœur (myocardite).

Le virus variolique se fait ainsi voir par ses effets sur l'organisme qui est, comme l'a dit M. le professeur Peter, « le seul réactif des matières virulentes, qui fasse apparaître aux yeux leur nature. »

Dans les varioles confluentes, l'existence des complications cardiaques est la règle; leur absence, l'exception; pour les varioles discrètes en corymbe, on rencontre quelquefois l'endocardite varioleuse, mais souvent la péricardite.

Du reste, l'endocardite varioleuse est passagère et ne devient que par exception, le point de départ des maladies organiques du cœur.

Les symptômes de la myocardite parenchymateuse variolique sont : l'excitation et les palpitations qui, au début (comme l'a dit G. Sée), sont irritatives puisqu'elles sont dues à l'excitation des ganglions automoteurs intra-cardiaques, tandis que les palpitations ultimes sont paralytiques, puisqu'elles sont dues à la cessation d'action des nerfs vagues, par ischémie bulbaire.

La myocardite de la variole a une marche rapide. Aussi les indications sont-elles de modérer le cœur dans les premiers stades et de l'exciter, de le ranimer, dans le second.

M. Hayem donne le nom de dégénérescence granulovitreuse à celle qui est le résultat de la fièvre typhoïde. M. Laveran, dans son travail sur les *Dégénérescences qui se produisent dans les maladies aiguës et sur leurs causes au point de vue clinique (Archives de médecine* 1871), ne pense pas comme M. Hayem que les morts subites de la convalescence puissent avoir pour cause l'endartérite hyperplastique des petits vaisseaux et l'anémie consécutive des parois du cœur.

Enfin dans une note toute récente de Joseph Renaut et Landouzy, il est dit que dans un grand nombre de circonstances les malades qui succombent aux cardiopathies chroniques, ne présentent point de dégénérescence graisseuse du myocarde, bien qu'ils aient subi la série complète des accidents asystoliques, caractérisant l'asthénie cardiovasculaire.

Quelle est donc la condition matérielle qui empêche les fibres de se contracter ? C'est, disent-ils, que les fibres ramifiées musculaires du cœur sont coupées de traits transversaux qui répondent à des lignes de ciment, unissant dans le sens de sa longueur les cellules contractiles placées bout à bout.

Les fibres musculaires étant produites par une série de ces cellules, si le ciment fait défaut, l'unité de la contractilité cardiaque fait défaut, et la systole est compromise; c'est ce qui arrive dans le myocarde non granulo-graisseux des cœurs des asystoliques. Donc ce serait, d'après ces auteurs, la cause la plus prochaine de l'asthénie cardio-vasculaire qui engendre ces phénomènes asystoliques.

La diphtérie peut aussi amener la dégénérescence granulo-graisseuse du centre circulatoire : elle jouerait un certain rôle dans la paralysie consécutive, si l'on s'en rapporte à certains auteurs. Il existe à l'appui de cette opinion un fait très-remarquable de M. R. Lépine, que nous regrettons de ne pouvoir rapporter. Il est une cause de dégénérescence graisseuse que l'on a peut-être trop oubliée dans ces derniers temps et sur laquelle M. le docteur Blachez rappelle l'attention (*Gazette hebdomadaire de médecine et de chirurgie*, n° 28, 13 juillet 1877); voici l'observation publiée par lui et que nous rapportons :

OBSERVATION XVII.

Femme de 76 ans, robuste, grande, sans être obèse, entrée au service dans les derniers jours du mois de mai, dans un état de demi-asphyxie. Elle ne peut donner aucune explication. On nous apprend qu'elle respire difficilement depuis plusieurs mois. Depuis 15 jours environ elle s'est infiltrée. L'anasarque est généralisée, considérable aux parties déclives. La chaleur détermine dans les urines un léger nuage albumineux.

A l'auscultation nous trouvons la poitrine pleine de râles sous-crépitants, plus fins et plus abondants en arrière et à droite où la sonorité est diminuée. Le pouls est nul; les mains froides et œdématiées. La matité précordiale est augmentée. Les battements du cœur sont à peine perçus à la main. Ils sont très-irréguliers. A l'auscultation, on perçoit avec quelque difficulté des bruits irréguliers, avortés. Il est impossible de saisir aucun bruit de souffle.

Sous l'influence d'un traitement révulsif (ventouses sèches réitérées et vésicatoires volants) aidé de toniques énergiques (café et cognac à haute dose), la malade paraît se relever au bout de quelques jours. Les râles pulmonaires diminuent; l'asphyxie se dissipe. Elle reprend parole, nous dit qu'elle n'a commencé à étouffer que depuis 5 mois, et qu'antérieurement sa santé avait été bonne. Cependant le pouls est très-petit, irrégulier; les battements du cœur sont très-faibles, et désordonnés; les lèvres fortement cyanosées, les mains froides. L'œdème n'a pas diminué. Le 2 juin, elle est sur son séant au moment de la visite et demande des aliments. Elle meurt dans la nuit presque subitement.

Le *cœur* est volumineux, modérément chargé de graisse, adhérent au péricarde par toute sa face postérieure. Les adhérences cèdent facilement sans entraîner avec elles les fibres musculaires superficielles. En avant, à la base des oreillettes, deux grandes plaques laiteuses et quelques légères adhérences. Le sac péricardique contient à peine deux ou trois cuillerées d'un liquide séreux.

La pointe du cœur offre une teinte livide violacée. Elle est très-amincie, comme soufflée, adhérente au péricarde. Une traction brusque l'eût certainement déchirée. L'aorte et l'artère pulmonaire sont chargées d'athérome. Cependant la membrane interne est partout intacte, saine, sans ulcérations. Les valvules artérielles, bien qu'athéromateuses à leur base, sont libres par leurs bords et parfaitement suffisantes. De même pour les valvules auriculo-ventriculaires qui sont épaissies et athéromateuses à leurs points d'insertion, mais qui jouent librement sous l'eau et se rapprochent par leurs bords libres.

C'est dans la moitié et surtout dans le tiers inférieur du ventricule gauche que siége la lésion. Après avoir été débarrassé des caillots mous et cruoriques qui le distendent, le ventricule présente dans toute cette partie inférieure une surface ramollie et comme hérissée de petites végétations fongueuses. La moindre traction entraîne les débris de tissu musculaire.

L'endocarde est complétement détruit; le muscle a une couleur feuille morte. Il s'écrase sous la pression du doigt; en plusieurs points, il est creusé de petites cavités dues à des éliminations partielles. Le doigt, introduit dans la plus grande de ces cavités, arrive directement sous le feuillet péricardique. On ne trouve aucune trace de pus.

Examinée au microscope, la fibre musculaire a perdu toutes ses stries; elle est en pleine dégénérescence granulo-graisseuse.

[Le ventricule droit n'a pas été atteint; le muscle y est un peu ramolli, pâle, mais les fibres musculaires ont conservé leurs stries; à peine constate-t-on sur quelques-unes d'entre elles, ou plutôt dans leurs interstices, quelques granulations disséminées.

En examinant à l'extérieur les artères coronaires, on trouve la coronaire gauche ossifiée dans une partie de son étendue, et formant un cordon cylindrique dans toute sa partie ventriculaire. On constate, après l'avoir ouverte longitudinalement, qu'elle est complétement oblitérée en deux points de son calibre par deux bouchons athéromateux, dont l'un se trouve au niveau de l'origine du sillon de la face antérieure du cœur, et l'autre vers la partie moyenne du ventricule, de telle sorte que la partie inférieure de la paroi ventriculaire ne recevait plus qu'une fort minime quantité de sang, l'artère coronaire postérieure étant elle-même athéromateuse et partiellement oblitérée par des productions analogues.

Les poumons sont violacés; le droit est splénisé à sa base.

Le foie et les reins ne sont pas altérés; sur la capsule hépatique on trouve quelques plaques fibrineuses, principalement au niveau du centre phrénique. Les organes examinés avec soin n'ont offert aucun infarctus.

La dégénérescence graisseuse, dans ce cas, au lieu d'être mise sur le compte de l'anémie doit être attribuée à l'oblitération des artères coronaires.

Dans le numéro de février 1877 de *la Revue mensuelle de médecine et de chirurgie*, M. le professeur R. Lépine, à propos d'une revue critique sur les anémies pernicieuses progressives, montre comment la dégénérescence granulo-graisseuse du myocarde peut être la conséquence de cette redoutable affection qui se termine presque toujours par la mort.

Nous n'avons pas à entrer dans des détails circonstanciés sur ces anémies, que Biermer décrivit pour la première fois, il y a quelques années. Qu'il nous suffise de dire que ces anémies profondes sont indépendantes de toute intoxication chronique, de l'existence de tubercules ou de cancer.

Les troubles circulatoires se manifestent par un souffle

vasculaire et cardiaque si intense qu'on pourrait croire à une lésion orique.

Les souffles sont systoliques, plus rudes à la base, plus doux au niveau du ventricule. On observe de véritables battements dans les veines jugulaires et tous ces symptômes coexistent avec l'absence complète de lésions valvulaires. Si, à tout ceci venait s'ajouter de la fièvre, on aurait tout ce qu'il faut pour simuler admirablement une endocardite.

A l'autopsie, on trouve une dégénérescence partielle du cœur, et surtout des muscles papillaires et des petits vaisseaux, ce qui explique les souffles cardiaques et d'autre part les hémorrhagies capillaires qui se montrent si souvent pendant le cours de l'affection.

On voit, par tous les travaux qui ont paru dans ces derniers temps, que la question de l'étiologie de la dégénérescence granulo-graisseuse du myocarde n'est pas encore complétement vidée. Quoiqu'il en soit, les symptômes par lesquels elle se manifeste, dans la plupart des cas, permettent ordinairement de la reconnaître pendant la vie et de lui opposer la thérapeutique qu'elle réclame.

Nous venons de passer en revue les lésions nombreuses qui, en dehors des lésions oriques et valvulaires peuvent engendrer les affections cardiaques.

Nous avons montré suffisamment, croyons-nous, que, malgré la différence d'évolution, d'origine, etc., les différents processus qui peuvent atteindre le cœur ont tous un aboutissant commun, à savoir : l'affaiblissement cardio-vasculaire et la cachexie cardiaque.

Il n'y a guère qu'un traitement prophylactique à appliquer aux lésions organiques valvulvaires qui ne retentissent pas encore sur le fonctionnement régulier du cœur. Il est nécessaire, quand à la lésion s'est joint un trouble fonctionnel, de faire le départ de ce qui appartient à la lésion et de ce qui est sous l'influence des autres éléments musculaire et nerveux, sous peine de s'égarer dans sa thérapeutique.

Nous terminons ce travail en rappelant une fois encore les deux grandes classes de troubles fonctionnels admises par le professeur Gubler. Les uns, on s'en souvient, sont considérés par l'habile professeur comme étant surtout de nature ataxique; les autres comme étant de nature plutôt paralytique.

Tous les toniques hypersthéniques et surtout ceux qui agissent plus spécialement sur l'appareil cardio-vasculaire seront indiqués dans le second cas, tandis que les anasthésiques seront surtout employés dans le premier.

M. Gubler est allé plus loin encore, et il arrive à cette conclusion, que c'est surtout dans les affections mitrales que l'opium est contre-indiqué; qu'il est utile au contraire dans les affections de l'orifice aortique. Si l'on se rappelle la marche bien différente que suivent ces deux affections et les résultats tout opposés qu'elles amènent dans la circulation cérébrale, on se rendra facilement compte de la façon catégorique dont le professeur de thérapeutique exprime sa pensée[1].

---

1. M. le professeur Hardy pense que M. Gubler s'est laissé entraîner trop loin dans cette voie, et il est loin de rejeter l'administration de l'opium dans les affections mitrales, ainsi que semble y pousser la théorie. Les malades se trouvent très-bien d'une légère dose d'opium, et le sommeil réparateur qu'elle leur procure est un avantage qu'on ne doit pas négliger. (Communication verbale.)

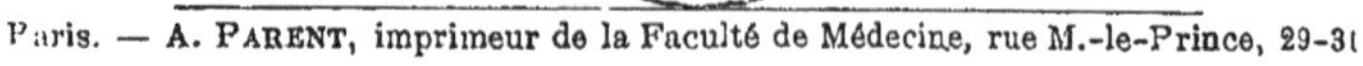

Paris. — A. PARENT, imprimeur de la Faculté de Médecine, rue M.-le-Prince, 29-31.

www.ingramcontent.com/pod-product-compliance
Ingram Content Group UK Ltd.
Pitfield, Milton Keynes, MK11 3LW, UK
UKHW020918120726
13693UKWH00003B/1056